# $\beta$-Rezeptorenblockade

## Aktuelle Gesichtspunkte

Herausgegeben von F.W. Lohmann

Mit 40 Abbildungen und 35 Tabellen

Springer-Verlag
Berlin Heidelberg New York 1982

Professor Dr. Friedrich Wilhelm Lohmann

I. Innere Abteilung, Krankenhaus Neukölln
Rudower Straße 56, 1000 Berlin 47

ISBN-13:978-3-540-11302-7 e-ISBN-13:978-3-642-68440-1
DOI: 10.1007/978-3-642-68440-1

CIP-Kurztitelaufnahme der Deutschen Bibliothek. [Beta-Rezeptorenblockade] β-Rezeptorenblockade : aktuelle Gesichtspunkte / hrsg. von F.W. Lohmann. - Berlin ; Heidelberg ; New York : Springer, 1982.
ISBN-13:978-3-540-11302-7

NE: Lohmann, Friedrich W. [Hrsg.]



2127/3140-543210

# Vorwort

Bei der Behandlung kardialer Erkrankungen sowie der arteriellen Hypertonie stellt die β-Rezeptorenblockade heute ein unentbehrliches Therapieprinzip dar. Vor nahezu 20 Jahren wurden die β-Rezeptorenblocker in die Therapie von Herz-Kreislauf-Erkrankungen eingeführt, und zwar zunächst nur bei Angina pectoris. Ein Blick in die aktuelle medizinische Literatur des In- und Auslands zeigt jedoch, daß auch heute sowohl klinisch wie wissenschaftlich die β-Rezeptorenblocker noch immer, eher sogar zunehmend von Interesse sind. Inzwischen verfügen wir zwar über detaillierte Kenntnisse zur Pharmakologie und Pharmakokinetik der β-Rezeptorenblocker, auch unsere klinischen Erkenntnisse und Erfahrungen haben einen fast kaum noch zu übersehenden Umfang angenommen, und dennoch erfährt unser diesbezügliches Wissen ständig Veränderungen und vor allem Erweiterungen. Als Beispiel hierzu möchte ich die metabolischen Veränderungen unter β-Rezeptorenblockade, die Anwendung der β-Rezeptorenblocker bei und nach Myokardinfarkt sowie ihren Einsatz bei den Kardiomyopathien anführen. Eine wichtige Eigenschaft der β-Rezeptorenblocker ist ferner ihr günstiger Einfluß auf den Blutdruck unter Belastung als Teilaspekt ihrer kardioprotektiven Wirkung.

Zu den gesicherten Hauptindikationen der β-Rezeptorenblocker wie Angina pectoris, spezielle Formen von Herzrhythmusstörungen, einschließlich des hyperkinetischen Herzsyndroms und die arterielle Hypertonie, sind ebenfalls gesicherte Nebenindikationen getreten, wie Hyperthyreose und die lokale Anwendung beim Glaukom. Als Randindikation können β-Rezeptorenblocker darüber hinaus in ausgewählten Situationen auch bei neurologisch-psychiatrischen Erkrankungen wirksam sein.

Ausgehend von den pharmakologischen Grundlagen einer Therapie mit β-Rezeptorenblockern soll dieses Buch den aktuellen Wissensstand der Behandlung kardiovasculärer Erkrankungen mit β-Rezeptorenblockern darstellen, unter Berücksichtigung der zuvor erwähnten Gesichtspunkte. Da für die Wirksamkeit und Verträglichkeit einer Therapie aber Kenntnis und Beachtung der jeweiligen Kontraindikationen und Nebenwirkungen unabdingbar sind, sollen diese beiden Aspekte für die Therapie mit β-Rezeptorenblockern zum Abschluß noch einmal bewußt gemacht werden.

Es ist geäußert worden, daß β-Rezeptorenblocker das wesentlichste Therapieprinzip seien, welches in den letzten Jahren in die Kardiologie Eingang gefunden habe. Auf jeden Fall kann gesagt werden, daß die β-Rezeptorenblocker unentbehrlich geworden sind. Ziel dieses Buchs ist es, zur richtigen Anwendung des Behandlungsprinzips "β-Rezeptorenblockade" beizutragen, und damit dem Wohl unserer Patienten zu dienen.

Berlin, April 1982 F.W. Lohmann

# Inhaltsverzeichnis

# Autorenverzeichnis

Prof. Dr. B. Åblad
Pharmakologische Abteilung der AB Hässle, Universität Göteborg,
431-83 Mölndal, Schweden

Priv.-Doz. Dr. I.-W. Franz
Institut für Leistungsmedizin, Klinikum Charlottenburg, Freie Universität Berlin, Forckenbeckstraße 20, 1000 Berlin 33

Prof. Dr. L. Hansson
Medizinische Abteilung, Östra-Krankenhaus, Universität Göteborg, Krokslättsgatan 53, 431-57 Mölndal, Schweden

Prof. Dr. Å. Hjalmarson
Medizinische Abteilung I, Sahlgrenska-Krankenhaus, Universität Göteborg, Eckragatan 27, 42-176 Göteborg, Schweden

Prof. Dr. H. Kewitz
Institut für klinische Pharmakologie, Freie Universität Berlin, Hindenburgdamm 30, 1000 Berlin 45

Prof. Dr. P.R. Lichtlen
Abteilung für Kardiologie, Medizinische Hochschule Hannover, Karl-Wiechert-Allee 9, 3000 Hannover 61

Prof. Dr. F.W. Lohmann
I. Innere Abteilung, Krankenhaus Neukölln, Rudower Straße 56, 1000 Berlin 47

Prof. Dr. B. Lüderitz
Medizinische Klinik I, Ludwig-Maximilian-Universität München, Klinikum Großhadern, Marchioninistraße 15, 8000 München 70

Prof. Dr. F. Waagstein
Medizinische Abteilung I, Sahlgrenska-Krankenhaus, Universität Göteborg, 413-45 Göteborg, Schweden

# Pharmakologie der β-Rezeptorenblocker

B. Åblad

Im Jahre 1948 stellte Ahlquist (3) die Theorie auf, daß der adrenerge Transmitter Noradrenalin und das Adrenalin aus dem Nebennierenmark ihre Wirkungen durch die Verbindung mit zwei verschiedenen Rezeptorentypen, alpha und beta, ausüben. Neuere Studien haben gezeigt, daß die β-Rezeptoren nicht homogen sind. Lands et al. (26) schlugen eine Unterteilung in $\beta_1$ und $\beta_2$ vor. Tabelle 1 zeigt einige adrenerge Wirkungen und den Rezeptortyp, der an der Übermittlung der jeweiligen Wirkung hauptsächlich beteiligt ist. Die α-Rezeptoren vermitteln z.B. die Kontraktion der glatten Muskulatur in den Blutgefäßen und im Uterus. Die $\beta_1$-Rezeptoren rufen eine kardiale Stimulation hervor, aber auch andere Wirkungen, wie z.B. Lipolyse und Reninfreisetzung. Die $\beta_2$-Rezeptoren sind für die Erschlaffung der glatten Muskulatur, z.B. in den Blutgefäßen, Bronchien und im Uterus zuständig. Sie vermitteln auch verschiedene metabolische Wirkungen, wie z.B. die Ausschüttung von Insulin aus den β-Zellen im Pankreas und die Glykogenolyse in den Skelettmuskeln.

Die neuere Forschung hat das $\beta_1/\beta_2$-Konzept von Lands et al. (26) weitgehend bestätigt. Eine Modifizierung wurde von Carlsson (7) neu hinzugefügt. Er zeigte, daß die Verteilung von $\beta_1$- und $\beta_2$-Rezeptoren nicht so absolut organspezifisch ist, wie dies von Lands et al. (26) angenommen worden war. Stattdessen sind sowohl $\beta_1$- als auch $\beta_2$-Rezeptoren an jeder Wirkung, die über β-Rezeptoren vermittelt wird, wie z.B. die Zunahme der Herzfrequenz, beteiligt. Diese Modifikation des Konzepts von Lands ist in mehreren Studien bestätigt worden und wird auch von den Ergebnissen der vor kurzer Zeit durchgeführten Bindungsstudien mit radioaktiv markierten Liganden unterstützt (27, 28, 29). Abbildung 1 erläutert dies weiter mit Ergebnissen aus den Untersuchungen von Hedberg et al. (21). Von den β-Rezeptoren im rechten Vorhof des Meerschweinchens oder der Katze zeigen 20% $\beta_2$-bindende Eigenschaften auf, und diese $\beta_2$-Rezeptoren sind an der Vermittlung der durch $\beta_2$-Stimulation ausgelösten Erhöhung der Herzfrequenz beteiligt. Fast alle β-Rezeptoren in der Kammer sind jedoch vom $\beta_1$-Typ, und die $\beta_1$-Rezeptoren sind von dominierender Bedeutung bei der Übermittlung der adrenergen Herzstimulierung.

Weitere Untersuchungen auf diesem Gebiet (5) haben gezeigt, daß die relative Dichte von $\beta_1$- und $\beta_2$-Rezeptoren in einem bestimmten Organ oft von ausgeprägten individuellen Variationen innerhalb einer Spezies und zwischen verschiedenen Spezies charakterisiert ist. Im allgemeinen ist jedoch $\beta_1$ der dominierende Rezeptorenuntertyp, z.B. am Herzen, während $\beta_2$ z.B. in den Bronchien und Gefäßen dominiert. Demgemäß ist die ursprüngliche Klassifizierung von Lands und Mitarbeitern im ganzen ein anwendbares Maß für die dominierende β-Rezeptorenuntergruppe, die an der Übermittlung einer bestimmten Reaktion beteiligt ist. Hinsichtlich ihrer Aktivierung von β-rezeptorenübermittelten Reaktionen ist Noradrenalin $\beta_1$-selektiv, während Adrenalin eher $\beta_2$-selektiv ist. Dieser Unterschied hat zu der Hypothese geführt, daß Wirkungen von Noradrenalin, das aus den Neuronen freigesetzt wurde, hauptsächlich durch $\beta_1$-Rezeptoren übermittelt werden, während die

Tabelle 1. Beispiele von adrenergen Zielorganen, Wirkungen und Haupttyp des vermittelnden Rezeptors

| Erfolgsorgan | Typ des Rezeptors | Effekt |
|---|---|---|
| Herz | $\beta_1$ | Anstieg der Frequenz<br>Kontraktilität<br>Überleitungszeit<br>Erregbarkeit<br>Automatizität |
| Blutgefäße | $\alpha$<br>$\beta_2$ | Kontraktion<br>Dilatation |
| Bronchien | $\beta_2$ | Dilatation |
| Uterus | $\alpha$<br>$\beta_2$ | Kontraktion<br>Dilatation |
| Skelettmuskel | $\beta_2$ | Tremor |
| Nieren | $\beta_1$ | Reninfreisetzung |
| Fettgewebe | $\beta_1$ | Lipolyse |
| Skelettmuskel | $\beta_2$ | Glykogenolyse<br>$K^+$ Transport in die Zellen |
| Pankreas | $\alpha$ | Unterdrückung der Insulinsekretion |
| | $\beta_2$ | Stimulation der Insulinsekretion |

Wirkungen des Nebennierenmarkhormons Adrenalin hauptsächlich durch $\beta_2$-Rezeptoren übermittelt werden.

## Pharmakologische Eigenschaften der β-Rezeptorenblocker

Für die Charakterisierung der pharmakologischen Eigenschaften eines β-Blockers sind einige Faktoren von Bedeutung, nämlich pharmakodynamische Eigenschaften wie z.B. $\beta_1$- und/oder $\beta_2$-Affinität, intrinsische sympathikomimetische Aktivität und nichtspezifische Wirkungen. Das klinische Wirkungsmuster eines β-Blockers kann sich von demjenigen eines anderen unterscheiden, und dies beruht hauptsächlich auf unterschiedlichen $\beta_1$-/$\beta_2$-Affinitäten. Unterschiede hinsichtlich der intrinsischen β-sympathikomimetischen Aktivität können als Faktor hinzukommen, dessen klinische Bedeutung noch nicht vollständig geklärt ist. Die am meisten diskutierte nichtspezifische Wirkung der β-Blocker ist die membranstabilisierende Wirkung, die eine direkte Kardiodepression verursachen kann. Es ist jetzt erwiesen (17), daß diese membranstabilisierende Wirkung bei therapeutischen Dosen nicht zu den klinischen Wirkungen aller jetzt registrierten β-Blocker beiträgt.

Unterschiede in den klinischen Wirkungsmustern der β-Blocker können ferner auf Variationen der pharmakokinetischen Eigenschaften beruhen (23).

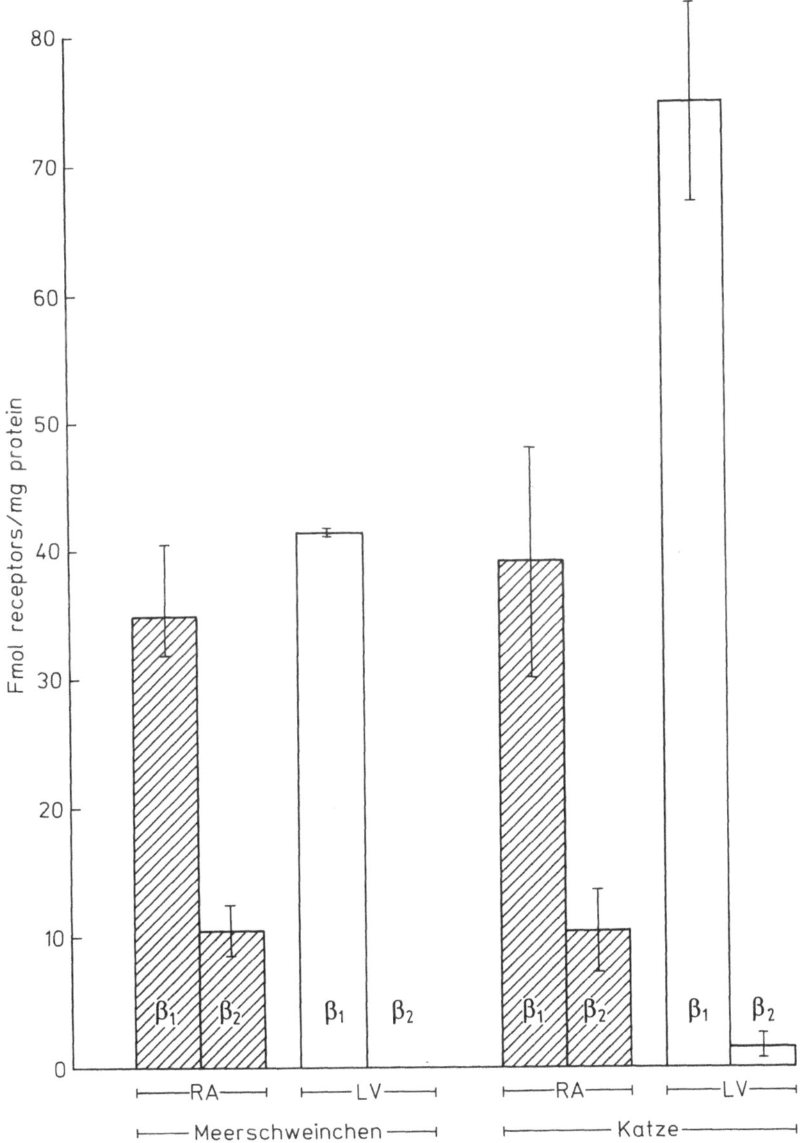


Abb. 1. Dichte der $\beta_1$- und $\beta_2$-Rezeptoren im rechten Vorhof und in der linken Kammer des Meerschweinchen- und Katzenherzens, mittels Hofstee-Analyse. Hemmung der spezifischen $^{125}$Iiodohydroxybenzylpindololbindung durch verschiedene $\beta_1$- und $\beta_2$-selektive Liganden bestimmt. (Nach Hedberg et al. (21))

Tabelle 2. Anästhesierte reserpinisierte Katze. Ungefähre Äquipotenzdaten einiger β-Blocker hinsichtlich der Hemmung der kardial chronotropen und peripher vasodilatierenden Reaktionen auf Isoprenalin und der intrinsischen Aktivität bezüglich der über β-Rezeptoren vermittelten Herzfrequenzerhöhung. Die $ED_{50}$-Blockadewerte zeigen die Dosen der β-Blocker, die eine 50%ige Abnahme der submaximalen Kontrollreaktion auf Isoprenalin bewirkten. Die intrinsische Aktivität wird als die maximale chronotrope Reaktion eines Wirkstoffs im Verhältnis zu derjenigen des Isoprenalins ausgedrückt. (Für Einzelheiten des Testverfahrens s. Åblad et al. (1))

| Substanz | Hemmung der Wirkung von Isoprenalin $ED_{50}$ mg/kg i.v. | | $\beta_1$-Rezeptor Selektivität | Intrinsische Aktivität |
|---|---|---|---|---|
| | Herzfrequenz | Gefäßwiderstand | | |
| Metoprolol | 0,3 | 5 | + | - |
| Atenolol | 0,3 | 5 | + | - |
| Practolol | 0,5 | 35 | + | + |
| Propranolol | 0,1 | 0,1 | - | - |
| Timolol | 0,01 | 0,01 | - | - |
| Alprenolol | 0,1 | 0,1 | - | + |
| Oxprenolol | 0,1 | 0,1 | - | + |
| Pindolol | 0,005 | 0,005 | - | + |

Tabelle 2 zeigt die Ergebnisse, die mit einigen β-Blockern an der anästhesierten, mit Reserpin vorbehandelten Katze erzielt wurden. Die intravenöse Dosis der Blocker, die zur Hemmung der hauptsächlich $\beta_1$-übermittelten Reaktion der Herzfrequenz auf Isoprenalin erforderlich war, wird zusammen mit der Dosis gezeigt, die die hauptsächlich $\beta_2$-übermittelte periphere vasodilatierende Reaktion auf Isoprenalin hemmt. Wirkstoffe wie Propranolol, Timolol, Alprenolol, Oxprenolol und Pindolol sind relativ nichtselektiv, was die Hemmung der $\beta_1$- und $\beta_2$-Rezeptoren betrifft. Metoprolol, Atenolol und Practolol sind $\beta_1$-selektiv und hemmen die Herzreaktion in einer niedrigeren Dosis als zur Blockade der vasodilatatorischen Reaktion auf Isoprenalin erforlich ist. Metoprolol und Atenolol zeigen den gleichen Grad der Selektivität. Innerhalb jeder Gruppe gibt es Wirkstoffe mit unterschiedlichem Grad von β-mimetischer intrinsischer Aktivität auf das Herz. Von diesen Wirkstoffen werden im folgenden hauptsächlich Propranolol und Metoprolol besprochen werden. Beide Präparate sind ohne intrinsische Aktivität.

Metoprolol unterscheidet sich jedoch vom Propranolol durch seine $\beta_1$-Selektivität. Zur Therapie verwenden wir $\beta_1$-selektive und nichtselektive Blocker, weil es keine klare therapeutische Indikation für $\beta_2$-Blocker gibt. Die therapeutischen Wirkungen von β-Blockern bei Hypertonie, Angina pectoris und Herzarrhythmien beruhen aller Wahrscheinlichkeit nach auf einer Hemmung von $\beta_1$-vermittelten Effekten, da die therapeutischen Dosen dieser Substanzen ungefähr denselben Grad von $\beta_1$-Hemmung bewirken (2). Dies deutet an, daß therapeutische Dosen von nichtselektiven Blockern eine signifikant höhere $\beta_2$-Hemmung erzeugen als die $\beta_1$-selektiven Blocker. Diese Frage soll hier näher beleuchtet werden, indem einige Wirkungen des $\beta_1$-selektiven Blockers Metoprolol mit denen des nichtselektiven Blockers Propranolol verglichen werden.

## Vergleichende Aspekte der $\beta_1$-selektiven und nichtselektiven Blocker

### *$\beta_2$-übermittelte Bronchodilatation*

Abbildung 2 von Tivenius (32) zeigt wie äquipotente $\beta_1$-blockierende

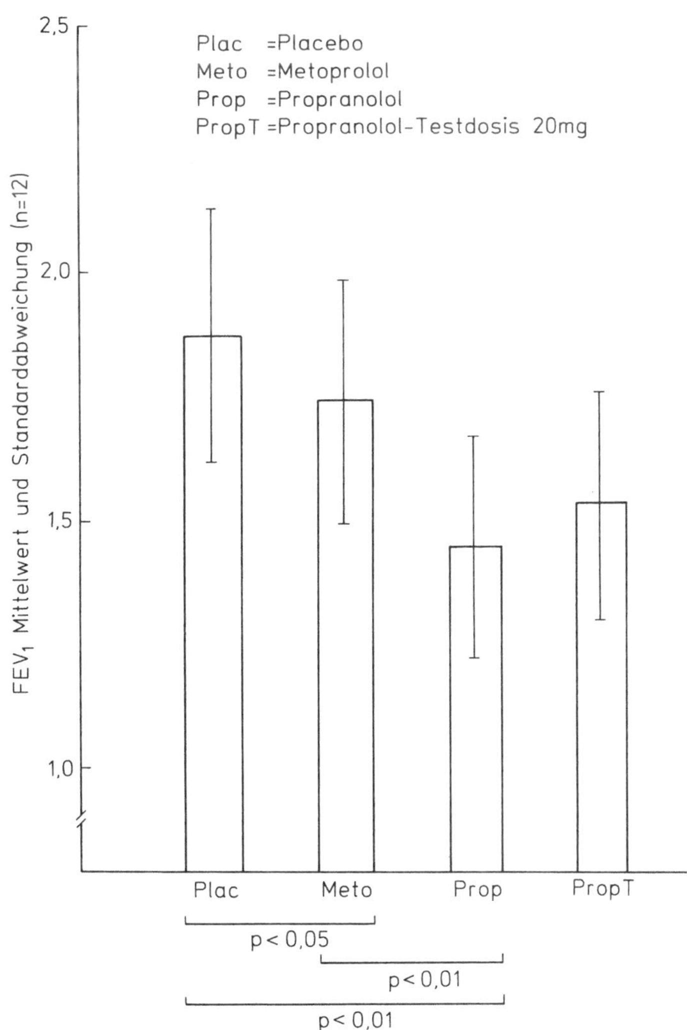


Abb. 2. $FEV_1$ (Mittelwert $\pm$ mittlere Standardabweichung) bei 12 Asthmapatienten nach Placebo (*Plac*), Metoprolol 50 mg 3 x tägl. (*Meto*) und Propranolol 40 mg 3 x tägl. (*Prop T*). Die in der Abbildung angegebenen Werte sind Mittelwerte aus 4 Messungen bei jedem Patienten während der 2tägigen Behandlungsperiode. Der p-Wert wurde mit dem Wilcoxon-Rangtest bestimmt. (Nach Tivenius (32))

Dosen von Metoprolol und Propranolol das Atemstoßvolumen ($FEV_1$) bei 12 Patienten mit obstruktiver Bronchialerkrankung beeinflußten. Im Vergleich zu Placebogaben verringerte Propranolol das $FEV_1$ um 22%, während Metoprolol eine signifikant geringere Konstriktion verursachte (7%). Dieser Unterschied weist darauf hin, daß die Wirkung des Propranolol hauptsächlich auf einer Hemmung der $\beta_2$-übermittelten Bronchodilatation beruhte. Wie schon erwähnt, gibt es einige $\beta_1$-Rezeptoren, die auch eine Bronchodilatation übermitteln, und dies erklärt vielleicht warum Metoprolol und andere $\beta_1$-Blocker bei gewissen Patienten des Bronchialasthma verschlimmern können. Tivenius (32) zeigt auch die Wirkung von zwei Inhalationen von Isoprenalin auf das $FEV_1$. Die hauptsächlich $\beta_2$-übermittelte Wirkung des Isoprenalins wurde von Metoprolol nicht beeinflußt, von Propranolol jedoch signifikant gehemmt.

Ergebnisse dieser Art weisen darauf hin, daß $\beta$-Blocker bei Patienten mit obstruktiver Bronchialerkrankung immer mit Vorsicht verwendet werden sollten. Nichtselektive $\beta$-Blocker sind kontraindiziert. Es hat sich als möglich herausgestellt, $\beta_1$-Blocker wie Metoprolol bei diesen Patienten zu verwenden, besonders in Kombination mit $\beta_2$-Stimulatoren wie Terbutalin.

### *$\beta_2$-übermittelte Vasodilatation*

Abbildung 3 zeigt Aufzeichnungen des Gefäßwiderstands der Skelettmuskulatur im Katzenhinterbein nach Adrenalininjektion (8). Eine vor-

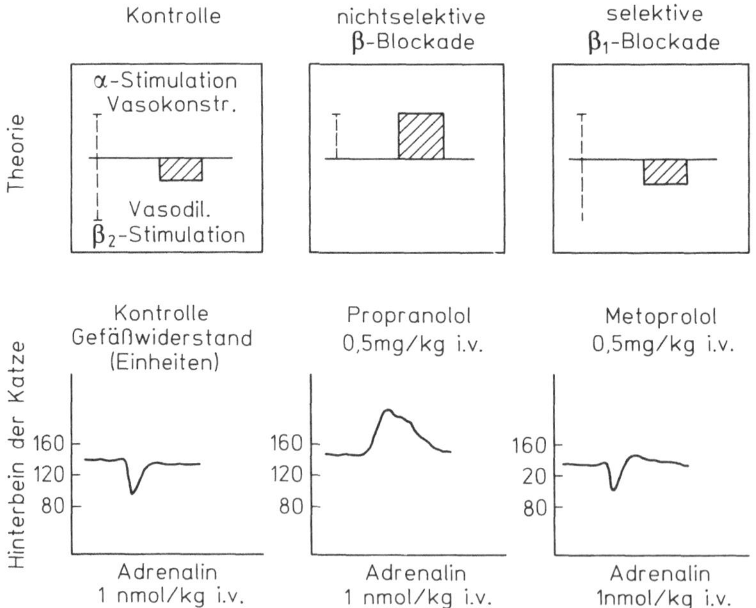


Abb. 3. Die Wirkung von Adrenalin auf den Gefäßwiderstand der Skelettmuskulatur vor und nach Verabreichung eines selektiven und eines nichtselektiven β-Blockers. Das obere Feld zeigt die theoretisch erwarteten Ergebnisse, das untere zeigt die Originalaufzeichnungen des Perfusionsdrucks (Gefäßwiderstand) bei einer konstanten Perfusionsgeschwindigkeit im Katzenhinterbein. (Nach Carlsson et al. (8))

herrschende hämodynamische Wirkung des Adrenalins ist die Dilatation der Widerstandsgefäße der Skelettmuskulatur. Wie in der schematischen Darstellung gezeigt, beruht diese vasodilatierende Wirkung des Adrenalins auf einer $\beta_2$-übermittelten Erschlaffung der glatten Gefäßmuskulatur. Diese Wirkung wird z.T. durch eine geringere, von α-Rezeptoren vermittelte Vasokonstriktion, die gleichzeitig von Adrenalin verursacht wird, aufgehoben. Nach Gabe von Propranolol wird die vasodilatierende Wirkung von Adrenalin in eine Vasokonstriktion umgewandelt. Der nichtselektive Blocker hemmt die $\beta_2$-vermittelte Vasodilatation, die α-vermittelte Vasokonstriktion wird demaskiert. Nach Verabreichung von Metoprolol bleibt jedoch die vasodilatierende Wirkung von Adrenalin erhalten, weil der $\beta_1$-selektive Blocker die $\beta_2$-vermittelte vasodilatierende Wirkung des Adrenalins nicht signifikant beeinträchtigt.

Im Skelettmuskel bewirkt Noradrenalin neben seinem Haupteffekt auf die α-Rezeptoren auch eine gewisse Aktivierung der vaskulären $\beta_2$-Rezeptoren. Deshalb wird die vasokonstriktorische Wirkung von injiziertem Noradrenalin durch Propranolol gesteigert, während bei Gabe von Metoprolol in therapeutisch relevanten Dosen diese Wirkung unverändert bleibt (12, 13).

Aufgrund ihrer verschiedenen peripheren Kreislaufwirkungen darf man erwarten, daß Propranolol und Metoprolol verschiedene Wirkungen auf die allgemeine Hämodynamik, besonders in Situationen mit erhöhtem Adrenalinplasmaspiegel, besitzen.

Abbildung 4 (unten) zeigt ein Beispiel hierfür. Anästhesierte vagotomierte Hunde erhielten eine niedrige Adrenalindosis vor und nach steigenden Dosen der beiden Blocker, und die mittlere arterielle Blutdruckreaktion wurde registriert. Schon eine sehr niedrige Propranololdosis (0,025 mg/kg KG i.v.) verstärkte die Blutdruckreaktion auf Adrenalin. Diese Wirkung des Propranolols konnte einer Hemmung der $\beta_2$-vermittelten vasodilatierenden Wirkung des Adrenalins, z.B. in der Skelettmuskulatur mit einer daraus folgenden Demaskierung der α-vermittelten vasokonstriktorischen Wirkung des Adrenalins zugeschrieben werden. Metoprolol veränderte hingegen nach Dosen bis zu 0,5 mg/kg KG nicht die Blutdruckreaktion auf Adrenalin.

Abbildung 4 (oben) zeigt die prozentuale Hemmung der Herzfrequenzreaktion auf Stimulierung des kardialen Sympathikus durch steigende Dosen der β-Blocker. Propranolol und Metoprolol waren hinsichtlich der Hemmung dieser $\beta_1$-vermittelten Reaktion äquipotent. Schon eine Dosis von 0,1 mg/kg KG der Blocker verringerte die relativ intensive Herzstimulierung um etwa 80%. Nach diesen Dosen von 0,1 mg/kg KG wurden bei den Hunden ähnliche Plasmaspiegel von Propranolol und Metoprolol beobachtet wie bei Patienten, die wegen Hypertonie, Angina pectoris oder Arrhythmien behandelt wurden. Bei diesen Plasmaspiegeln riefen beide Blocker eine ausgeprägte und gleichwertige Hemmung der gemessenen $\beta_1$-vermittelten Wirkung hervor (14).

Abbildung 5 von van Herwaarden et al. (22) zeigt, daß der Unterschied in der blutdruckerhöhenden Reaktion auf Adrenalin auch bei der Langzeitbehandlung von Hypertoniepatienten aufrechterhalten bleibt. Eine standardisierte intravenöse Infusion von Adrenalin bewirkt einen signifikanten Anstieg des arteriellen Mitteldrucks bei Patienten, die 4 Wochen lang mit Propranolol behandelt wurden, während die Wirkung von Adrenalin nach 4wöchiger Metoprololbehandlung sich nicht von derjenigen des Placebos unterschied (22). Diese Befunde weisen darauf hin, daß Metoprolol in Situationen mit erhöhten Adrenalinkonzentrationen im Kreislauf wirksamer als Propranolol blutdruckerhöhende Reaktionen verhindern dürfte.

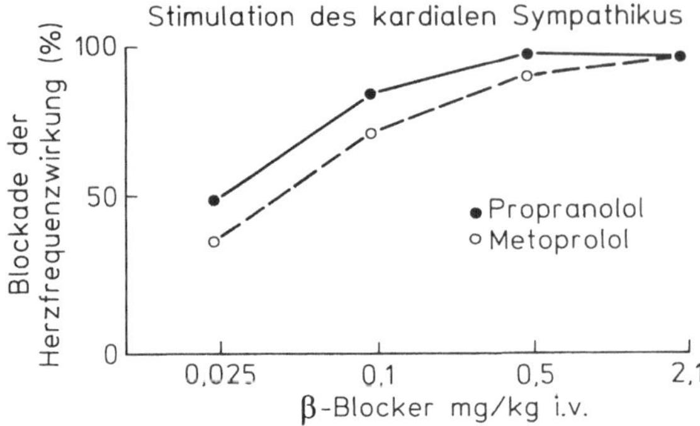


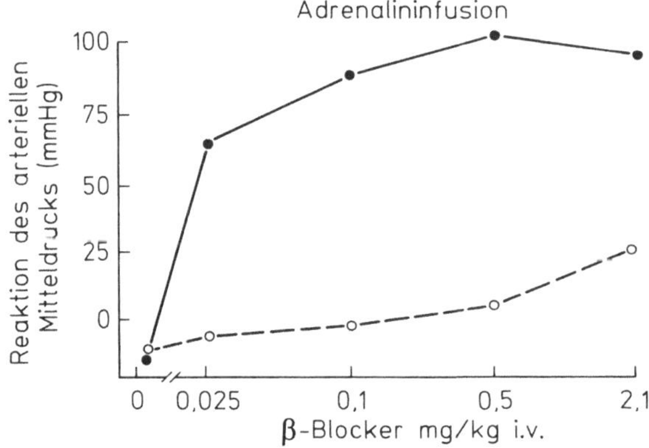


Abb. 4. Hemmung der Herzfrequenzreaktion (in %) auf kardiale Sympathikusstimulierung (*oberes Feld*) und Beeinflussung der Reaktion des arteriellen Mitteldrucks auf eine Adrenalininfusion (*unteres Feld*) beim anästhesierten Hund. Mittelwert der Ergebnisse aus 7 Versuchen mit Propranolol und 9 mit Metoprolol. (Nach Ek et al. (14))

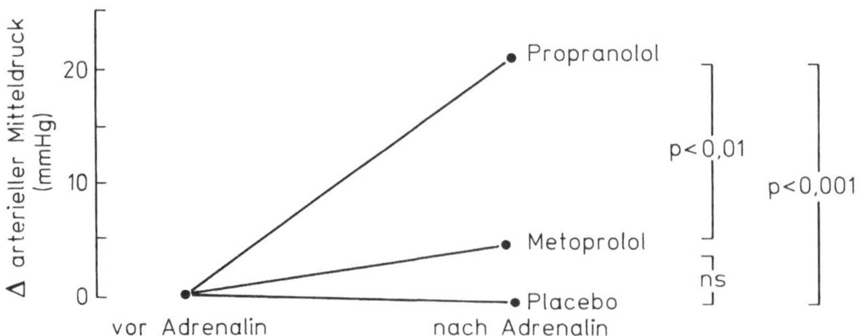


Abb. 5. Blutdruckreaktion auf infundiertes Adrenalin bei Hypertoniepatienten während der Langzeitbehandlung mit Propranolol oder Metoprolol. (Nach van Herwaarden (22))

Es wurde von einem ähnlichen und klinisch signifikanten Unterschied zwischen den zwei Blockern bei Patienten mit Insulinhypoglykämie berichtet, bei denen eine deutliche Freisetzung von endogenem Adrenalin aus dem Nebennierenmark stattfindet. Lager et al. (25) haben berichtet, daß einige mit Propranolol behandelte Diabetespatienten auf Insulinhypoglykämie durch extreme Bradykardie und Verlust des Bewußtseins reagierten. Bei Behandlung mit Metoprolol erfolgte bei denselben Patienten keine solche Reaktion. Ansonsten ist die klinische Signifikanz der vaskulären $\beta_2$-Blockade noch unzureichend erforscht.

Kann eine vaskuläre $\beta_2$-Blockade den Effekt von β-Blockern bei Patienten mit Myokardischämie beeinflussen? Diese Frage beleuchtet Abbildung 6, die die Resultate einer Studie an anästhesierten Hunden von Hagl et al. (18) zeigt. Sie untersuchten die Effekte steigender intravenöser Dosen von Propranolol und Metoprolol nach einer partiellen Okklusion der linken vorderen absteigenden Koronararterie (LAD), die den Blutfluß um 50% reduzierte. Die Herzfrequenz sank nach der ersten Dosis bei beiden β-Blockern, welche äquipotente $\beta_1$-Hemmer sind, um 20%. Der durch die mechanische Okklusion um 50% reduzierte Blutfluß wurde durch die Gabe von Metoprolol nicht weiter verändert. Bei den mit Propranolol behandelten Hunden jedoch sank der Blutfluß schon nach der ersten Dosis. Der berechnete vaskuläre Widerstand im Bereich der linken A. descendens stieg bei Gabe von Propranolol erheblich an, was nach Verabreichung von Metoprolol dagegen nicht erfolgte. Dieser Effekt von Propranolol dürfte die Hemmung einer $\beta_2$-vermittelten Vasodilatation und die Aufdeckung einer α-vermittelten Vasokonstriktion in den LAD Widerstandsgefäßen darstellen. Metoprolol hemmt die $\beta_2$-vermittelte Vasodilatation in diesen Dosen nicht. Dieser Wirkungsunterschied zwischen den zwei Typen von Blockern war auch mit Unterschieden bei anderen Effekten verbunden (Abb. 6).

Die Kontraktilität in der subendokardialen Schicht des ischämischen Bereichs, gemessen als Segmentverkürzung während des ventrikulären Ausstoßes mittels Ultraschallkristallen, zeigte eine 50%ige Reduktion aufgrund der partiellen Arterienokklusion. Schon die erste Dosis Metoprolol verbesserte die herabgesetzte Segmentverkürzung fast bis zu dem Stand vor der Okklusion. Metoprolol verbesserte offensichtlich das Gleichgewicht zwischen Koronardurchblutung und metabolischem Bedarf im subendokardialen ischämischen Bereich aufgrund von $\beta_1$-Rezeptorhemmung. Die genauen Vorgänge sind nicht bekannt, doch die herabgesetzte Herzfrequenz könnte zur Reduktion des metabolischen Bedarfs beitragen und auch den Koronarfluß zum ischämischen Bereich durch eine Verlängerung der diastolischen Perfusionszeit erhöhen. Propranolol rief dieselbe Hemmung von $\beta_1$-vermittelten Effekten hervor, doch arbeitete diesen Effekten eine Koronargefäßkonstriktion entgegen, die durch $\beta_2$-Blockade hervorgerufen worden war. Deshalb verbesserte Propranolol bei diesem Modell nicht die durch Ischämie herabgesetzte Segmentverkürzung.

Messungen des maximalen linksventrikulären dP/dt deuten an, daß die allgemeinde linksventrikuläre Kontraktilität durch Metoprolol weniger reduziert wurde als durch Propranolol. In dieselbe Richtung weist der Umstand, daß der negative chronotrope Effekt von Metoprolol mit einem erhöhten Schlagvolumen verbunden war, während bei Gabe von Propranolol das Schlagvolumen unverändert blieb oder verringert wurde. Propranolol reduzierte das Herzminutenvolumen und den arteriellen Mitteldruck stärker als Metoprolol. Der errechnete totale periphere Gefäßwiderstand war von Metoprolol unverändert gelassen, während er durch die Gabe von Propranolol erhöht wurde. Dieser Effekt von Propranolol könnte teilweise eine Hemmung der $\beta_2$-vermittelten peripheren Vasodilatation und die Aufdeckung einer α-vermittelten Vasokonstriktion darstellen.

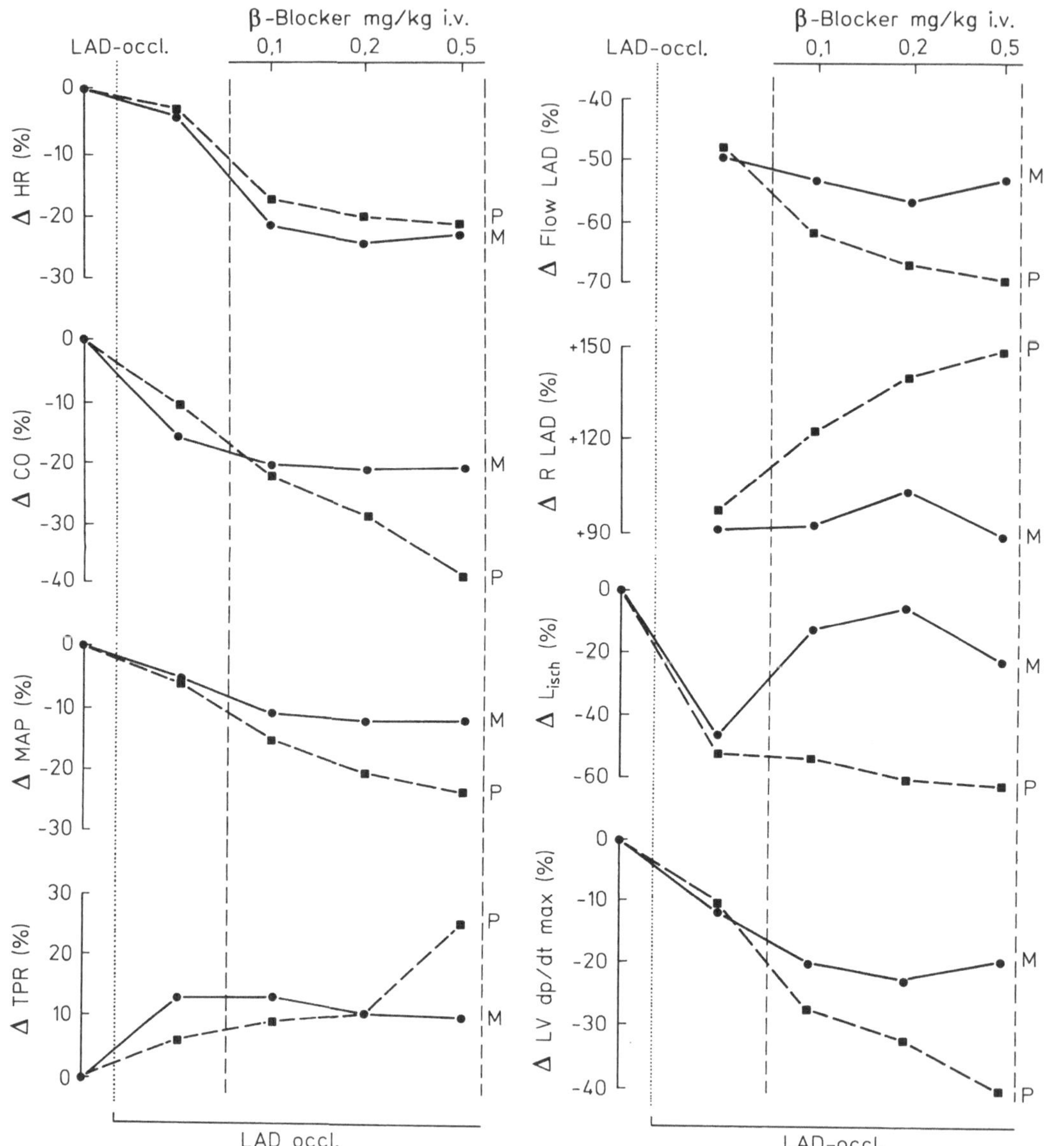


Abb. 6. Wirkungen von Metoprolol (*M*) und Propranolol (*P*) nach partieller Okklusion des vorderen absteigenden Astes der linken Koronararterie bei Hunden. *HR*, Herzfrequenz; *CO*, Herzminutenvolumen; *MAP*, mittlerer arterieller Blutdruck; *TPR*, gesamter peripherer Widerstand; *R*, Widerstand; Δ*L*, Segmentverkürzung während der Auswurfperiode. (Nach Hagl et al. (18))

Wie bei allen tierexperimentellen Untersuchungen der Myokardischämie könnte dieses Modell, das die Folgen einer regionalen Unterperfusion des Myokards darstellt, zu einer Über- oder Unterbewertung der gewiß vielfältigen Faktoren führen, die bei Koronarsklerose mitwirken. Es ist jedoch interessant, daß Åström und Jonsson (4) ähnliche allgemeine hämodynamische Wirkungsmuster bei Angina-pectoris-Patienten - in Ruhe und unter Belastung - beobachtet haben. Sie stellten nach Gabe von Metoprolol ein höheres Schlagvolumen und einen niedrigeren peripheren Gefäßwiderstand fest als nach Propranololgabe.

In einem Doppelblind-cross-over-Vergleich der Wirkungen von Propranolol und Metoprolol bei Patienten mit Belastungsangina (11) wurde festgestellt, daß Metoprolol die Belastungstoleranz um 15% mehr als Propranolol erhöhte. Dieser Unterschied wurde nach Dosen der beiden Blocker beobachtet, die die gleiche Wirkung auf die Herzfrequenz und den systolischen Blutdruck bei einer bestimmten körperlichen Belastung verursachten. Ergebnisse aus hämodynamischen Studien an Patienten mit akutem Herzinfarkt weisen darauf hin, daß die $\beta_1$-Rezeptorenblockade mit kleineren Zunahmen der Vorlast und des gesamten peripheren Widerstands verbunden ist als die kombinierte $\beta_1$-/$\beta_2$-Blockade (16).

Insgesamt berechtigen die Ergebnisse dieser Studien zu weiteren klinischen Studien über die möglichen nachteiligen Folgen der Hemmung von $\beta_2$-vermittelter Dilatation der Widerstandsgefäße im ischämischen Myokard und im peripheren Kreislauf. Solche Studien würden weiter dazu beitragen, die therapeutischen Vorteile von $\beta_1$-Blockern wie Metoprolol gegenüber $\beta_1$-/$\beta_2$-Blockern wie Propranolol zu klären.

## *$\beta_2$-vermittelte Insulinausschüttung*

Die Insulinausschüttung aus den β-Zellen im Pankreas wird hauptsächlich durch die örtliche Glucosekonzentration kontrolliert, aber auch die $\beta_2$-Rezeptoren scheinen bei einigen Patienten von unterstützender Bedeutung zu sein. Man hat festgestellt, daß nichtselektive β-Blocker bei gewissen Patienten die durch Glucose herbeigeführte Insulinausschüttung verringert.
Abbildung 7 von Waal-Manning (35) zeigt die Blutglucosereaktion bei einem Patienten mit Hypertonie und Diabetes, der mit dem nichtselektiven β-Blocker Oxprenolol chronisch behandelt wurde. Als Oxprenolol durch Metoprolol ersetzt wurde, wurde die Glucosetoleranz verbessert und die Plasmainsulinreaktion normalisiert. Nach Wiedereinsatz von Oxprenolol verringerte sich die Glucosetoleranz wieder, ein weiteres Umstellen auf Metoprolol verbesserte diesen Parameter. Diese Veränderung wurde bei 6 von 16 Patienten beobachtet, wenn der $\beta_1$-selektive Blocker Metoprolol statt der nichtselektiven Blocker Pindolol, Oxprenolol, Propranolol oder Alprenolol gegeben wurde (35).

## *$\beta_2$-vermittelte Wirkungen auf den Kaliumumsatz*

Carlsson et al. (9) studierten die Wirkung von Propranolol und Metoprolol auf die Plasmakaliumspiegel bei gesunden freiwilligen Versuchspersonen. Abbildung 8 zeigt die Ergebnisse bei einer von diesen. In dieser Studie wurde die Versuchsperson 3mal einer 30-minütigen Fahrradergometerbelastung ausgesetzt, einmal nach Placebo, einmal nach 100 mg Metoprolol oral und einmal nach 80 mg Propranolol. Die Herzfrequenz während der Belastung betrug nach Placebo 120 Schläge/min und wurde von beiden β-Blockern im gleichen Ausmaße verringert. Die Plasmakaliumkonzentration stieg während der Belastung an und erreichte etwas höhere Spiegel nach β-Blockerverabreichung. Nach der Belastung kam es bei den Kontroll- und Metoprololversuchen zu einer

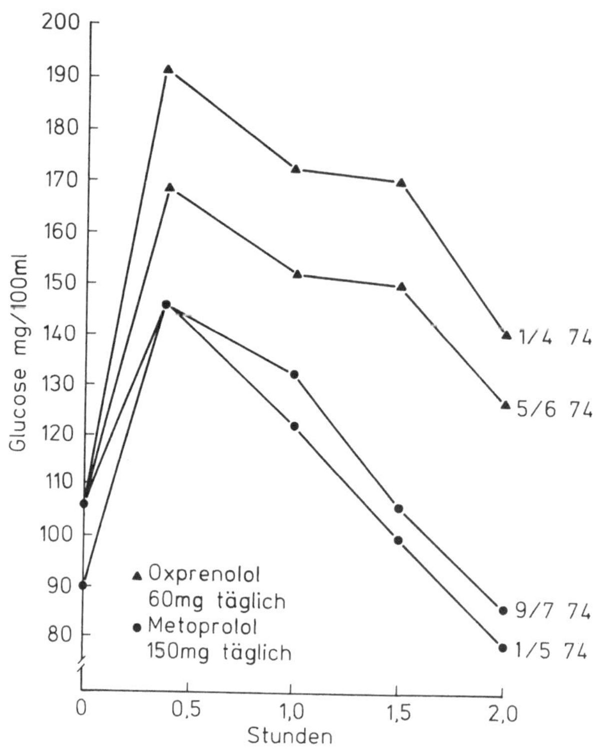


Abb. 7. Plasmaglucosespiegel während Glucosebelastungsversuchen bei einem Patienten mit Diabetes in der Familienanamnese. (Nach Waal-Manning (35))

schnellen Normalisierung der Kaliumspiegel. Nach Propranolol wurde jedoch eine ausgeprägte Verzögerung beobachtet. Der gleiche Unterschied, obwohl quantitativ weniger ausgeprägt, wurde bei den anderen 5 Versuchspersonen festgestellt.

Clausen und Flatman (10) haben ein $\beta_2$-gesteuertes System in den Zellmembranen des Skelettmuskels beschrieben, das an dem Kaliumtransport aus der extrazellulären in die intrazelluläre Flüssigkeit beteiligt ist. In der Belastungsstudie war dieser $\beta_2$-Mechanismus wahrscheinlich an der Entfernung von Kalium aus dem Plasma in den Kontrolluntersuchungen beteiligt; der Mechanismus wurde nicht von Metoprolol beeinflußt, jedoch von Propranolol blockiert, was zu einer verzögerten Normalisierung des Plasmakaliums führte. Differenzierte Wirkungen vom gleichen Typ sind auch bei Angina-pectoris-Patienten beobachtet worden, die mit β-Blockern behandelt und einer koronaren Bypassoperation unterzogen wurden.

Abbildung 9 zeigt Veränderungen der Plasmakaliumspiegel während Operationen am offenen Herzen bei Patienten, die unter Langzeitbehandlung mit Metoprolol (gestreifte Säulen) und mit Propranolol (schwarze Säulen) (30) standen. Der durchschnittliche Plasmakaliumspiegel betrug vor der Bypassoperation in beiden Gruppen 4,1 mmol/l. Bei den 10 mit Metoprolol behandelten Patienten traten keine ausgeprägten Veränderungen auf. Bei den 10 Patienten, die mit Propranolol behandelt wurden, stieg das Plasmakalium jedoch während der Bypassperiode

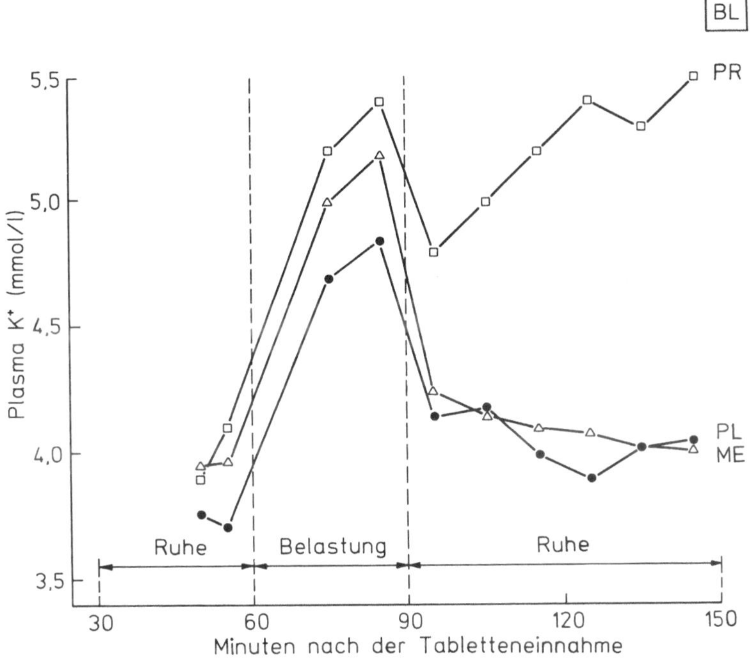


Abb. 8. Plasmakaliumspiegel (mmol/l) bei einer gesunden Versuchsperson vor, während und nach Belastung. Vorbehandlung mit 80 mg Propranolol (*PR*), 100 mg Metoprolol (*ME*) oder Placebo (*PL*) oral 60 min vor der Belastung. (Nach Carlsson et al. (9))

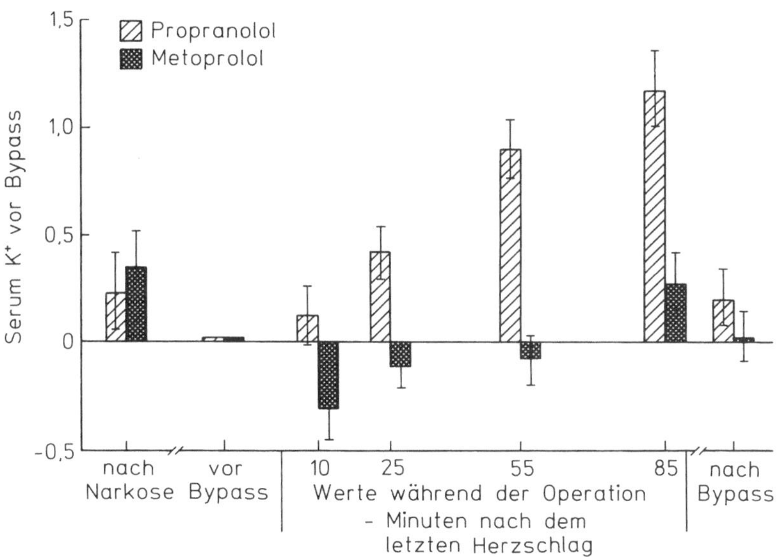


Abb. 9. Veränderungen des Kaliumspiegels bei Operationen am offenen Herzen (mittlere Standardabweichung). (Nach Petch et al. (30)

an, und bei 2 Patienten der Propranololgruppe wurde tatsächlich ein Plasmagipfel von 6,3 mmol/l erreicht (30). Auch hier könnte diese Hyperkaliämie auf einer durch Propranolol herbeigeführten Hemmung der $\beta_2$-vermittelten Aktivierung des Kaliumtransportsystems im Skelettmuskel beruhen.

Diese Ergebnisse weisen auf einen Unterschied zwischen dem $\beta_1$-selektiven Blocker Metoprolol und dem nichtselektiven Blocker Propranolol in akuten Streßsituationen, die eine Freisetzung von Kalium in den Blutstrom mit einschließen, hin. Die funktionelle Bedeutung der Hyperkaliämie nach Propranolol ist gegenwärtig nicht bekannt.

### *Wirkung auf die Belastungstoleranz*

Obwohl die β-Blocker aufgrund der kardialen β-Blockade oft die Belastungstoleranz bei Patienten mit Angina pectoris erhöhen, hat man auch festgestellt, daß sie bei koronargesunden Individuen die Fähigkeit zur Langzeitbelastung verringern. Die Ergebnisse aus einer Doppelblind-cross-over-Studie (15) mit 6 jungen freiwilligen Versuchspersonen, die unter drei verschiedenen Substanzen nach jeweils 10stündigem Fasten vorlagen, sind aufschlußreich: In 30minütigen Intervallen mit zwischenzeitlichen Pausen von 10 min wurde bei einer Kontrollherzfrequenz von 150 Schlägen/min eine Fahrradergometerbelastung durchgeführt. Unter Placebo waren die Versuchspersonen nach 150minütiger Belastung erschöpft. Metoprolol 100 mg und Propranolol 80 mg verringerten die Belastungsfrequenz von 150 auf 120 Schläge/min und riefen demgemäß etwa die gleiche $\beta_1$-Blockade am Herzen hervor. Propranolol verringerte jedoch die Belastungszeit signifikant stärker als Metoprolol; dieser Effekt wurde bei allen Versuchspersonen beobachtet. Dieser Unterschied kann auf vielen Faktoren beruhen, von denen nur einer davon als Beispiel erwähnt werden soll: Es ist möglich, daß die Fähigkeit, sich längerdauernder starker körperlicher Belastung auszusetzen, zu einem hohen Grade von einer wirksamen Freisetzung von freien Fettsäuren ins Blut und in die arbeitende Muskulatur abhängig ist. Dieselbe Studie (15) zeigt, daß die Plasmaspiegel der freien Fettsäuren unter Belastung nach Metoprolol höher waren als nach Propranolol.
Deshalb scheinen sowohl $\beta_1$- als auch $\beta_2$-Rezeptoren an der Vermittlung der Lipolyse beteiligt zu sein.

Die ausgeprägtere Hemmung der adrenergen Lipolyse durch einen nichtselektiven β-Blocker als durch einen $\beta_1$-selektiven Blocker kann auch zu einer stärkeren Abnahme der Leberversorgung mit freien Fettsäuren und Glycerin unter nichtselektiven β-Blockern führen, was eine Herabsetzung der Gluconeogenese zur Folge hat. Dieser Unterschied kann wenigstens teilweise erklären, warum die Normalisierung der Glucosespiegel nach insulinbedingter Hypoglykämie durch einen nichtselektiven β-Blocker, jedoch nicht durch einen $\beta_1$-selektiven Blocker, verzögert wird (25).

### Wirkung der β-Blocker, die durch eine verzögerte Zeitkurve gekennzeichnet ist

Die bisher besprochenen β-rezeptorvermittelten Wirkungen sind durch eine schnelle Reaktion auf einen β-Stimulator gekennzeichnet, und ein β-Blocker bewirkt eine schnelle Hemmung dieser Wirkung. Neue Ergebnisse weisen jedoch darauf hin, daß mehrere Effekte der β-Blocker im Gegensatz zu der z.B. sofort auftretenden Hemmung der β-vermittelten kardialen chronotropen und inotropen Wirkungen durch einen etwas verzögerter Eintritt gekennzeichnet sind (6). Die Beteiligung der langsam einsetzenden Wirkung an dem blutdrucksenkenden Effekt der β-Blokker ist offensichtlich, weil dieser Effekt allmählicher als z.B. die Abnahme des Herzminutenvolumens erscheint (31).

Die kardiale antiarrhythmische Wirkung der β-Blockerbehandlung beruht wahrscheinlich auf einer Kombination von schnell und langsam einsetzenden Wirkungen. Es ist möglich, daß zumindest ein Teil der allmählich eintretenden Wirkungen der β-Blocker auf eine Hemmung langsam einsetzender Reizantworten nach β-adrenerger Stimulation zurückzuführen ist. So ist z.B. eine verzögerte β-adrenerg gesteuerte Synthese gewisser Proteine im Sympathikus und im Myokard beschrieben worden. Hanbauer et al. (20) zeigen eine solche verzögerte β-adrenerg vermittelte trophische Wirkung auf die Tyrosinhydroxylaseaktivität in einem sympathischen Ganglion. Weil dieses Enzym die Geschwindigkeit der Synthese von Noradrenalin im Nerv bestimmt, könnte eine Hemmung dieses Vorgangs eine verzögerte Abnahme der Sympathikusimpulse an den Blutgefäßen und am Herzen bewirken.

Källfelt et al. (24) beschrieben eine β-rezeptorenübermittelte Erhöhung der Proteinsynthese im Myokard. Es gibt einige Beweise dafür, daß die Hemmung dieser β-vermittelten trophischen Wirkung zu den kardiovaskulären Effekten der Dauerbehandlung mit β-Blockern beitragen könnte.

Abbildung 10 zeigt Daten, die Hallbäck-Nordlander u. Ljung (19) von unseren Laboratorien erhalten haben. Alte weibliche Ratten mit spon-

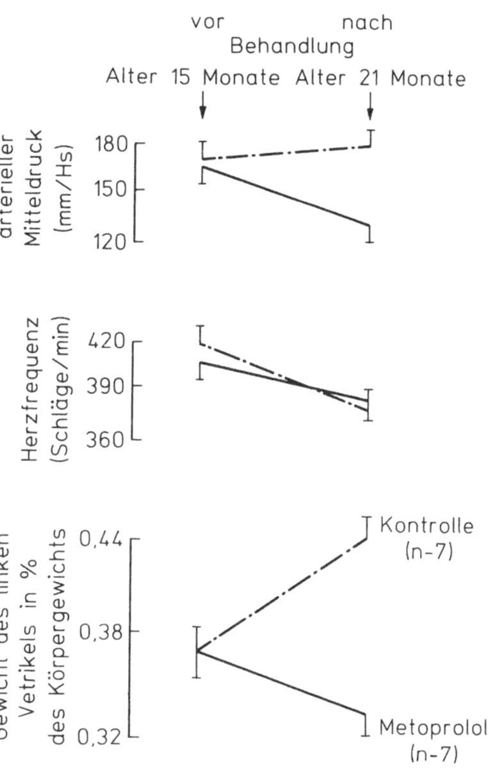


Abb. 10. Wirkungen einer 6monatigen Metoprololbehandlung bei alten spontanhypertensiven Ratten. (Nach Hallbäck-Nordlander und Ljung (19))

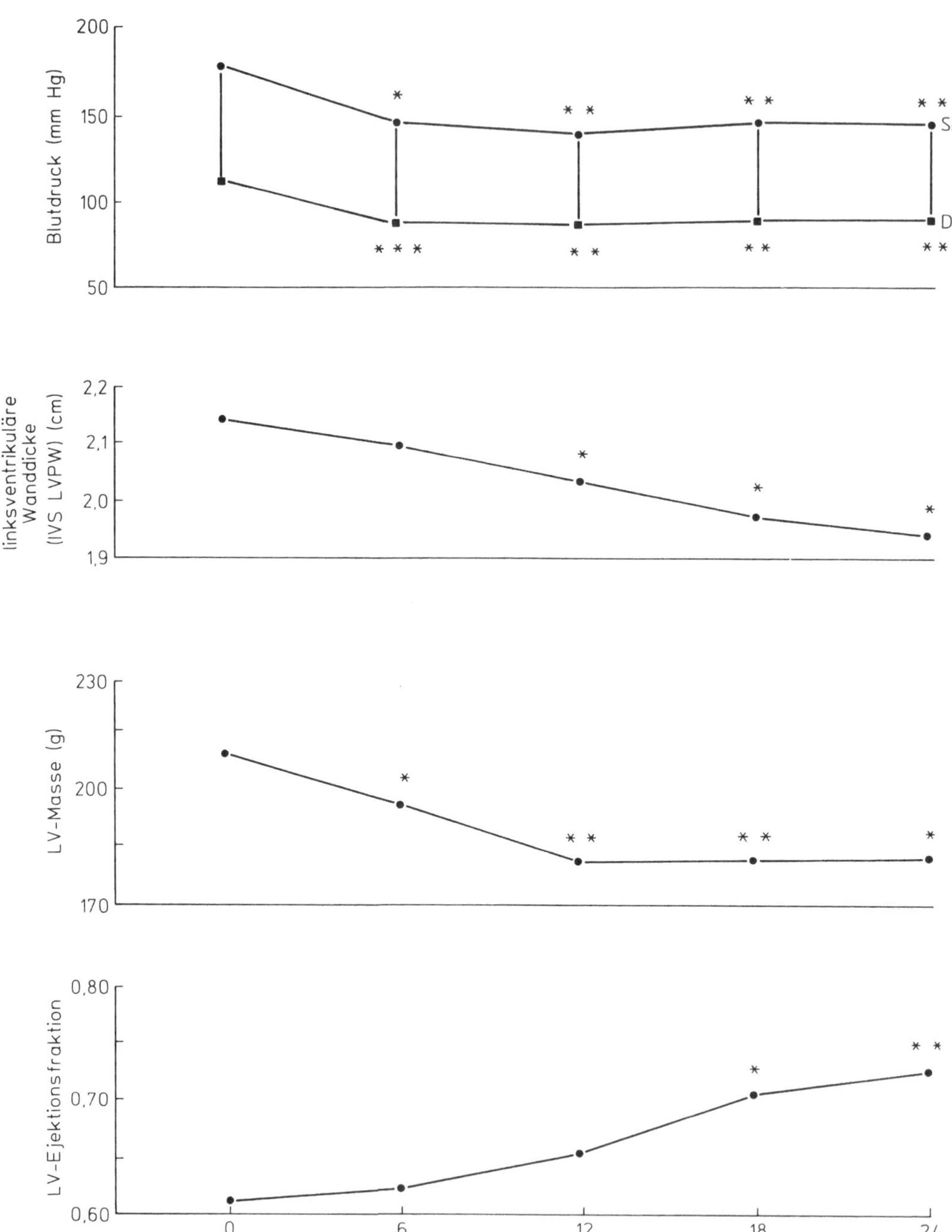


Abb. 11. Wirkungen einer zweijährigen Metoprololbehandlung bei 10 Hypertoniepatienten. *IVS*, intraventrikuläres Septum; *LVPW*, linke hintere Kammerwand; *SBP*, systolischer Blutdruck; *DBP*, diastolischer Blutdruck. $^{x}p<0,05$; $^{xx}p<0,01$; $^{xxx}p<0,001$. Verglichen mit den Basiswerten (Student's t-Test für gepaarte Beobachtungen). (Nach Trimarco et al. (33))

taner Hypertonie wurden 6 Monate lang mit Metoprolol behandelt. Metoprolol senkte den arteriellen Mitteldruck um 30 mm Hg verglichen mit der Kontrollgruppe. Die hypertensiven Tiere zeigten einen gewissen Grad von Linkshypertrophie (erhöhtes Gewicht der linken Ventrikel) bei Beginn der Studie. Die Tiere der Kontrollgruppe hatten eine signifikante Progression der Hypertrophie während der Studiendauer. Metoprolol schützte jedoch vollständig vor einer Ausweitung der Linkshypertrophie. Es wurde auch festgestellt, daß Metoprolol die Entwicklung der arteriellen Mediahypertrophie bei diesen Ratten verhinderte. Abbildung 11 zeigt ähnliche Resultate, die Trimarco et al. (33, 34) bei 10 Hypertoniepatienten erhalten hatten. Die Patienten wurden 2 Jahre lang mit Metoprolol behandelt und alle 6 Monate im Ruhezustand echokardiographisch untersucht.

Metoprolol normalisierte den Blutdruck und verursachte eine schrittweise Reduktion der linken Ventrikelwanddicke sowie der linken Ventrikelmasse, um 14%. Diese Rückbildung der linksventrikulären Hypertrophie war mit einer erhöhten Ejektionsfraktion verbunden, was eine Verbesserung der Myokardfunktion andeutet. Sowohl diese als auch die Befunde bezüglich der linken Ventrikelmasse bei den Ratten könnten ausschließlich einer Reduktion des arteriellen Blutdrucks zugeschrieben werden. Doch deuten kürzlich berichtete Daten von Yamori et al. (36) an, daß die Rückbildung der linksventrikulären Hypertrophie teilweise auf der Hemmung eines $\beta_1$-vermittelten trophischen Effekts auf das Myokard beruht. Unabhängig von den mitwirkenden Mechanismen dürfte die beschriebene Rückbildung kardialer und arterieller Hypertrophie bei Hypertoniebehandlung mit β-Blockern eine verringerte Gefahr für Komplikationen aufgrund von kardiovaskulären Degenerationserscheinungen andeuten.

## Zusammenfassung

β-Rezeptoren können in zwei Untergruppen eingeteilt werden, $\beta_1$ und $\beta_2$. Die klinische Verwendung findenden β-Blocker sind entweder nichtselektiv, was bedeutet, daß sie etwa dieselbe Affinität zu $\beta_1$- als zu $\beta_2$-Rezeptoren haben, oder sie sind $\beta_1$-selektiv mit höherer Affinität zu $\beta_1$ als $\beta_2$.

Blockade von schnellen und langsamer vermittelten $\beta_1$-Effekten, scheint der Hauptmechanismus für den therapeutischen Effekt dieser Substanzen bei Hypertonie, Angina pectoris und Herzarrhythmien zu sein.

Bei Dosen, die die gleiche $\beta_1$-Blockade hervorrufen, verursachen nichtselektive Blocker einen höheren Grad von $\beta_2$-Blockade als die $\beta_1$-selektiven Substanzen. Einige Effekte von $\beta_2$-Blockade sind:

1. Vasokonstriktion
2. Bronchokonstriktion
3. verminderte Insulinsekretion
4. Verlängerung der Insulinhypoglykämie
5. gehemmter $K^+$-Transport vom Plasma in die Skelettmuskulatur.

## Literatur

1. Åblad B, Carlsson E, Ek L (1973) Pharmacological studies of two cardioselective adrenergic β-receptor antagonists. Life Sci 12 (1): 107-119

2. Åblad B, Ljung B, Sannerstedt R (1976) Haemodynamic effects of β-adrenoceptor blockers in hypertension. Drugs 11 (Suppl 1) 127-134

3. Ahlquist RP (1948) A study of the adrenotropic receptors. Am J Physiol 153:586

4. Åström, H. Jonsson B (1977) Haemodynamic effects of different beta blockers in angina pectoris. Scot Med J 22:64-68

5. Carlsson E (1979) On the classification and distribution of β-adrenoceptors. Acta Pharmacol Toxical (Kbh) 44 (Suppl II): 17-20

6. Carlsson E, Åblad B (1978) Beta-adrenoceptorblockerarnas verkan vid kardiovaskulära sjukdomar. Läkartidningen 75:4028-4032

7. Carlsson E, Ablad B, Brändström A, Carlsson B (1972) Differentiated blockade of the chronotropic effects of various adrenergic stimuli in the cat heart. Life Sci 2 (1):953-958

8. Carlsson E, Ek L, Lundgren B (1977) Animal pharmacology. In: Åström H (ed) Pharmacological aspects of β-blockade at cardiovascular disease. Published by Hässle Drugs (in Swedish). A Lindgren & Söner, Mölndal, pp 8-17

9. Carlsson E, Fellenius E, Lundborg P, Svensson L (1978) β-adrenoceptor blocker, plasma-potassium, and exercise. Lancet II:424-426

10. Clausen T, Flatman JA (1977) The effect of catecholamines on Na-K transport and membrane potential in rat soleus muscle. J Physiol 270:383-414

11. Comerford MB, Besterman EMM (1976) An eighteen months study of the clinical response to metoprolol, a selective $\beta_1$-receptor blocking agent, in patients with angina pectoris. Postgrad Med J 52:481-486

12. Dahlöf C, Åblad B, Borg KO, Ek L, Waldeck B (1975) Prejunctional inhibition of adrenergic nervous vasomotor control due to β-receptor blockade. In: Almgren O, Carlsson A, Engel J (eds) Chemical tools in catecholamine research. North-Holland, Amsterdam, pp 201-210

13. Dahlöf C (1981) Studies on β-adrenoceptor mediated facilitation of sympathetic neurotransmission. Acta Physiol Scand (Suppl) 500:1-147

14. Ek L, Lundgren B, Björkman JA, Herrmann I (1978) Cardiovascular effects of nonselective and $\beta_1$-selective adrenoceptor antagonists in anaesthetized cats and dogs. Abstract no 2915, Seventh International Congress of Pharmacology IUPHAR, Paris

15. Fellenius E, Carlsson E, Åström H, Lipska M, Lundborg P, Svensson L, Bengtsson C, Smith U (1979) Metabolic effects of β-adrenoceptor blockade during exercise. Abstract p 12, 4th Int Symp Biochem Exercise, Brussels

16. Fitzgerald JD (1972) The role of beta-adrenergic blockade in acute myocardial ischaemia. In: Oliver MF, Julian DG, Donald KW (eds) Effect of acute ischaemia on myocardial function. Churchill Livingstone, pp 322-351

17. Gibson DG (1974) Pharmacodynamic properties of β-adrenergic receptor blocking drugs in man. Drugs 7:8-38

18. Hagl S, Heimisch W, Maier W (1980) Effects of betablockade on ischemic myocardial hypofunction. Proceedings of the 7th World Congress of Anaesthesiologists, Hamburg, pp 364-367

19. Hallbäck-Nordlander M, Ljung B (1980) Longterm treatment of spontaneously hypertensive rats with a new antihypertensive vasodilator, H154/82. Effects on blood pressure, cardiac hypertrophy and renal function (Abstract, in Swedish). Läkarsällskapets Riksstämma - Sammanfattningar, p 217

20. Hanbauer I, Kopin IHJ, Guidotti A, Costa E (1975) Induction of tyrosine hydroxylase elicited by beta adrenergic receptor agonists in normal and decentralized sympathetic ganglia: Role of cyclic 3',5'-adenosine monophosphate. J Pharmacol Exp Ther 193:95-104

21. Hedberg A, Minneman KP, Molinoff PB (1980) Differential distribution of $\beta_1$- and $\beta_2$-adrenoceptors in cat and guinea-pig heart. J Pharmacol Exp Ther 212:503-508

22. Herwaarden van CLA, Benkhorst RA, Fennis JFM, van T'Laar A (1977) Effects of adrenaline during treatment with propranolol and metoprolol. Br Med J I:1029

23. Johnsson G, Regårdh CG (1976) Clinical pharmacokinetics of beta-adrenoceptor blocking drugs. Clin Pharmacokinet 1:233-263

24. Källfelt BJ, Hjalmarson Å, Isaksson OG (1976) In vitro effects on protein synthesis in perfused rat heart. J Mol Cell Cardiol 8:787-802

25. Lager I, Blohmé G, Smith U (1979) Effect of cardioselective and non-selective β-blockade on the hypoglycaemic responses in insulin-dependent diabetics. Lancet I:458-462

26. Lands AM, Arnold A. McAuliff JP, Luduena FP, Brown Jr TG (1967) Differentiation of receptor systems activated by sympathomimetic amines. Nature 214:597-598

27. Maguire ME, Ross EM, Gilman AG (1977) Beta-adrenergic receptor: Ligand bindung properties and the interaction with adenylate cyclase. Adv Cyclic Nucleotide Res 8:1-83

28. Minneman KP, Hegstrand LR, Molinoff PB (1979) The pharmacological specificity of $\beta_1$- und $\beta_2$-adrenergic receptors in rat heart and lung in vitro. Mol Pharmacol 16:21-33

29. Minneman KP, Hedberg A, Molinoff PB (1979) Comparison of β-adrenergic receptor subtypes in mammalian tissues. J Pharmacol Exp Ther 211:502-508

30. Petch MC, McKay R, Bethune DW (1979) The effect of $\beta_2$-adrenergic blockade on serum potassium and glucose levels during open heart surgery (Abstract). Br Heart J 42:240

31. Tarazi RC, Dustan HP (1972) β-adrenergic blockade in hypertension. Practical and theoretical implications of long-term haemodynamic variations. Am J Cardiol 29:633-640

32. Tivenius L (1976) Effects of multiple doses of metoprolol and propranolol on ventilatory function in patients with chronic obstructive lung disease. Scand J Resp Dis 57:190-196

33. Trimarco B, Ricciardelli B, Volpe M, Sacca L, Chiariello M. Rengo F (1980) Echocardiographic assessment of the effect of a long-term treatment with metoprolol on left ventricle in hypertensive patients. Curr Ther Res 28(6):953-963

34. Trimarco B, Wikstrand, J. Buzzetti G (1982) Regression of left ventricular hypertrophy and improvement of left ventricular function after long-term antihypertensive treatment with metoprolol. Abstract, submitted to Ninth Scientific meeting of the Int Soc of Hypertension, Mexico City

35. Waal-Manning HJ (1976) Metabolic effects of β-adrenoceptor blockers. Drugs 11 (Suppl 1):121-126

36. Yamori Y, Tarazi RC, Ooshima A (1980) Effect of β-blockers on cardiovascular structural changes in spontaneous and noradrenaline-induced hypertension. Clin Sci 59:45-48

# Metabolische Veränderungen unter β-Rezeptorenblockade

F. W. Lohmann

β-Rezeptorenblocker sind heute zu einem unverzichtbaren Bestandteil der Pharmakotherapie von kardialen Funktionsstörungen sowie der arteriellen Hypertonie geworden (44).

Die endogenen Katecholamine haben nun neben der Regulation der kardiovaskulären Funktionen eine ebenso große Bedeutung bei der Kontrolle von Stoffwechselvorgängen, insbesondere hinsichtlich der Steuerung des Kohlenhydrat- und Fettstoffwechsels. Während die Beeinflussung der Herzfunktion durch das sympathische Nervensystem fast ausschließlich über $\beta_1$-Rezeptoren erfolgt, findet sich beim Stoffwechsel eine über $\beta_1$- und/oder $\beta_2$-Rezeptoren dissoziierte sympathoadrenale Wirkung. Die Tabelle 1 faßt die in diesem Zusammenhang bekannten Daten zusammen (45, 46). Dabei ergibt sich zwangsläufig die Frage, in welcher Weise β-Rezeptorenblocker den Kohlenhydrat- und Fettstoffwechsel beeinflussen, und ob sich klinisch relevante Unterschiede zwischen selektiv überwiegend $\beta_1$-rezeptoren- und gemischt $\beta_1$-, $\beta_2$-rezeptorenblockierenden Substanzen ergeben.

Tabelle 1. Beeinflussung von Stoffwechselvorgängen durch das sympatische Nervensystem

| Metabolischer Vorgang | Sympathische Rezeptoren +:Aktivierung; Ø:Hemmung | | |
|---|---|---|---|
| | α | $\beta_1$ | $\beta_1$ |
| Insulinsekretion | Ø | (+) | + |
| Glykogenolyse ↗ Leber | + | (+) | + |
| Glykogenolyse ↘ Muskel | | (+) | + |
| Freie Fettsäuren und Glycerin (= Lypolyse) | (+) | + | (+) |
| Reninsekretion | | + | (+) |
| $T_4 \rightarrow T_3$ | | (+) | + |
| Sekretion von Parathormon, Kalzitonin, Glukagon | | (+) | + |

## Kohlenhydratstoffwechsel

Die Glucose selbst ist der hauptsächliche Reiz für die Insulininkretion; der durch Stimulation von $\beta_2$-Rezeptoren vermittelte Anteil der Insulinausschüttung spielt physiologischerweise nur eine untergeordnete Rolle (45, 46). Im Einzelfall ist jedoch bei Patienten mit einem diätetisch und/oder oralen Antidiabetikum behandelten Diabetes mellitus unter gemischter β-Rezeptorenblockade eine Verschlechterung der Insulininkretion mit den bekannten klinischen Folgen beobachtet worden, welche nach Umstellung auf einen $\beta_1$-selektiven Rezeptorenblocker nicht mehr bestand (29, 63).

Aber auch stoffwechselgesunde Personen zeigten unter gemischter β-Rezeptorenblockade eine signifikante Verschlechterung der Glucosetoleranz, nicht jedoch unter $\beta_1$-selektiver Blockade (28, 63).

Von größerer klinischer Bedeutung ist aber die Tatsache, daß unter einer gemischten β-Rezeptorenblockade eine Hypoglykämie auftreten kann, oder bei bereits bestehender Hypoglykämie der Wiederanstieg des Blutzuckers verzögert ist (45, 46). Unter Verwendung äquipotenter Dosen $\beta_1$-selektiver Rezeptorenblocker und einer gemischt $\beta_1$-$\beta_2$-blokkierenden Substanz (Pindolol) fanden wir bei Hypertoniepatienten während ergometrischer Leistung im Steady state über 30 min allein unter der gemischten β-Rezeptorenblockade mit Pindolol einen ausgeprägten und signifikaten Abfall des Blutzuckers, und zwar bis in den hypoglykämischen Bereich (13, 15). Abbildung 1 zeigt das Verhalten des Blutzuckers bei diesen im Crossing-over durchgeführten Untersuchungen (13) in Ruhe, während und nach Ergometrie (*O*, ohne Behandlung sowie unter jeweils 4wöchiger Therapie mit *M*, Metoprolol bzw. *P*, Pindolol). Weiterhin läßt die Abbildung erkennen, daß der Wiederanstieg des Blutzuckers nach maximaler Belastung unter der gemischten β-Rezeptorenblockade verzögert ist. Bei einer ähnlichen Untersuchung wies der Plasmainsulinspiegel unter $\beta_1$-selektiver und unter gemischter β-Rezeptorenblockade keinen Unterschied auf (16, 17), während die Plasmaspiegel von Adrenalin (14, 43) und ACTH (15, 16) unter Pindolol deutlich stärker angestiegen waren, und zwar als nicht ausreichende Kompensationsmechanismen zur Überwindung der Hypoglykämie. Die Ursache für dieses Verhalten des Blutzuckers unter gemischter β-Rezeptorenblockade während längerer körperlicher Tätigkeit ist die Einschränkung der Glykogenolyse vornehmlich in der Skelettmuskulatur, da diese hauptsächlich über $\beta_2$-Rezeptoren gesteuert wird. Dagegen kann eine erhöhte Utilisation von Glucose (34, 54) nicht als alleinige Erklärung dienen, da ein derartiger Abfall des Blutzuckers unter chronischer $\beta_1$-selektiver Rezeptorenblockade bei eher geringerer Aktivierung der Lipolyse (s. später) nicht vorliegt.

Der Abfall des Blutzuckers bis in den hypoglykämischen Bereich bedeutet eine Einschränkung der körperlichen (und zerebralen) Leistungsfähigkeit, was auch von unseren Patienten so empfunden wurde. Somit ist unter gemischter β-Rezeptorenblockade die Anpassung des Organismus sowohl in der Situation einer Hypoglykämie als auch bei erhöhtem Energiebedarf während andauernder körperlicher Leistung gestört. Das potentielle Risiko der Behandlung von Diabetespatienten mit gemischt $\beta_1$-$\beta_2$-rezeptorenblockierenden Substanzen ist klar ersichtlich. Weiterhin kann gerade bei jüngeren, leistungsfähigen und willigen Hypertoniepatienten die Beeinträchtigung der körperlichen Leistungsfähigkeit nicht nur nachteilig sein, sondern auch die notwendige Therapietreue (Compliance) herabsetzen.

Die physiologischen hämodynamischen Auswirkungen einer Hypoglykämie sind Tachykardie und Abfall des diastolischen Blutdrucks. Diese Symptome sind Folge der in diesem Zusammenhang kompensatorisch gestei-

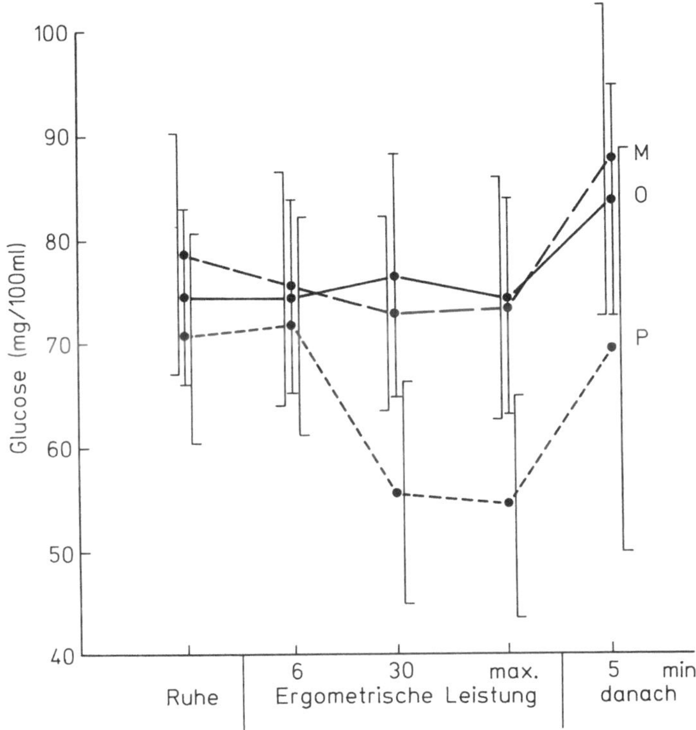


Abb. 1. Blutglucosespiegel bei Hypertoniepatienten: *O*, vor Behandlung; *P*, unter Pindolol; *M*, unter Metoprolol während ergometrischer Leistung

gerten sympathoadrenalen Aktivität mit Stimulation der kardialen $\beta_1$-Rezeptoren und der vasodilatatorisch wirksamen peripheren $\beta_2$-Rezeptoren im Bereich der glatten Gefäßmuskulatur. Bei hypoglykämischen Patienten wurden nun unter gemischter β-Rezeptorenblockade eine Bradykardie und ein diastolischer Blutdruckanstieg beobachtet (6, 30, 38, 42, 60). In diesen Fällen war nämlich durch die Blockade auch der $\beta_2$-Rezeptoren die periphere Vasodilatation verhindert, so daß es infolge überwiegender α-Rezeptorenstimulation zur Vasokonstriktion kam. Der hierdurch bewirkte diastolische Blutdruckanstieg führt dann konsekutiv zur Reflexbradykardie. Derartige paradoxe Kreislaufreaktionen, die insbesondere für Patienten mit koronarer Herzkrankheit durchaus gefährlich sein können, wurden dagegen bei Verwendung $\beta_1$-selektiver Rezeptorenblocker nicht gefunden. Holm et al. berichteten kürzlich (30) über einen 61jährigen, körperlich aktiven Hypertoniepatienten, dessen Blutdruck unter einer Therapie mit einem gemischten β-Rezeptorenblocker und Hydralazin gut eingestellt war. Als dieser Mann gelegentlich nach einer leichten Mahlzeit einen Dauerlauf (Jogging) unternahm, kollabierte er nach 1-2 h und verlor das Bewußtsein. Im Krankenhaus wurde bei dem Patienten dann eine Bradykardie von 30/min bei einem Blutdruck von 190/110 mm Hg und einem Blutzucker von 34 mg% festgestellt; er erholte sich nach intravenöser Glucosegabe. Nachdem die Therapie bei diesem Patienten dann auf den $\beta_1$-selektiven Rezeptorenblocker Metoprolol umgestellt worden war, ging es ihm bei unveränderter körperlicher Aktivität gut. Die Krankengeschichte dieses Patienten demonstriert nahezu alle ungünstigen Auswirkungen einer gemischten β-Rezeptorenblockade auf den Kohlenhydratstoffwechsel. Sie sind vermeidbar durch Benutzung eines $\beta_1$-selektiven Rezeptorenblockers (8, 45, 46, 60).

Fettstoffwechsel (Lipolyse, Lipoproteine)

Bei der Regulation des Fettstoffwechsels (45, 46) ist zwischen einer katecholamininduzierten Lipolyse und einer katecholaminunabhängigen Lipolyse durch andere Hormone zu unterscheiden. Im menschlichen Fettgewebe finden sich zwar überwiegend $\beta_1$-Rezeptoren, zu einem geringerein Anteil aber auch $\beta_2$-Rezeptoren. Daher führt eine akute gemischte β-Rezeptorenblockade zu einer stärkeren Unterdrückung der Lipolyse als eine akute $\beta_1$-selektive Rezeptorenblockade (7, 10, 18, 38, 45, 46, 52, 54, 58, 59). Aus diesen bei der einmaligen Akutanwendung des jeweiligen β-Rezeptorenblockers erhobenen Befunden kann nun nicht die Schlußfolgerung gezogen werden, daß das als "Allesbrenner" arbeitende Herz dabei in seinem Stoffwechsel grundsätzlich günstig im Sinne einer Sauerstoffeinsparung über eine verminderte Fettverbrennung beeinflußt werde (59). So interessant diese Befunde gerade für Patienten mit koronarer Herzkrankheit erscheinen, für die in der Regel notwendige Langzeittherapie mit β-Rezeptorenblockern haben sie jedoch keine Bedeutung, da dabei die reaktiv und kompensatorisch gesteigerte katecholaminunabhängige Lipolyse dominiert und in der Bilanz die Lipolyse absolut sogar gesteigert sein kann (45, 46), wie es schematisch in Abbildung 2 dargestellt ist. Wir fanden bei Hypertoniepatienten (16) während ergometrischer Leistung bereits nach 4wöchiger Therapie mit $\beta_1$-selektiver Rezeptorenblockade bzw. einem gemischten β-Rezeptorenblocker eine nahezu identische Hemmung der Lipolyse, nachweisbar an einer gleichgroßen Reduktion der Plasmaspiegel von Glycerol und freien Fettsäuren unter der jeweiligen β-Rezeptorenblockade. Dabei war zu dieser Zeit in der 30. min der Ergometrie der Wachstumshormonspiegel (STH) unter der gemischten β-Rezeptorenblockade deutlich höher (16), was die Bedeutung des STH für die katecholaminunabhängige Lipolyse beim Menschen unterstreicht (35, 45, 46). Auch andere Untersucher konnten nachweisen, daß durch eine gemischte β-Rezeptorenblokkade der Anstieg des Wachstumshormons während Ergometrie gesteigert werden kann (48). Weiterhin weisen diese Befunde darauf hin, daß die katecholaminunabhängige Lipolyse um so mehr reaktiv gesteigert sein kann, je stärker die katecholamininduzierte Lipolyse unter gemischter β-Rezeptorenblockade inhibiert ist, und daß dabei sogar der aktuelle Bedarf überschritten werden kann (s. auch Abb. 2). Dementsprechend fanden Tanaka et al. (61) nach 8wöchiger Propranololtherapie auch einen höheren Spiegel freier Fettsäuren als vor dieser Behandlung. Andernfalls müßte es ja unter einer chronischen gemischten $\beta_1$-$\beta_2$-Rezeptorenblockade bei schon gehemmter Glykogenolyse zu einem Zusammenbruch des Energiestoffwechsels kommen. Die unter gemischter $\beta_1$-$\beta_2$-Rezeptorenblockade im Vergleich zur selektiven $\beta_1$-Rezeptorenblockade häufig als Vorteil dargestellte stärkere Hemmung der Lipolyse ist also ein Phänomen der einmaligen Akutbehandlung und hat für die Dauerbehandlung keine Bedeutung, da es dann eher zur umgekehrten Situation einer reaktiv stärker aktivierten Lipolyse unter gemischter β-Rezeptorenblockade kommen kann.

Die durch die Aktivierung der katecholaminunabhängigen Lipolyse unter Umständen vermehrt gebildeten freien Fettsäuren werden nun in der Leber zu Triglyceriden resynthetisiert. Auf diese Weise könnten somit die Befunde erhöhter Plasmatriglyceride bzw. "Very low density"-Lipoproteine (VLDL) unter chronischer β-Rezeptorenblockade (2, 3, 9, 11, 25, 26, 40, 41, 51, 56, 61, 63) eine Erklärung finden, während die gleichzeitig vermindert gefundenen "High density"-Lipoproteine (HDL) durch eine unter β-Rezeptorenblockade mögliche Hemmung

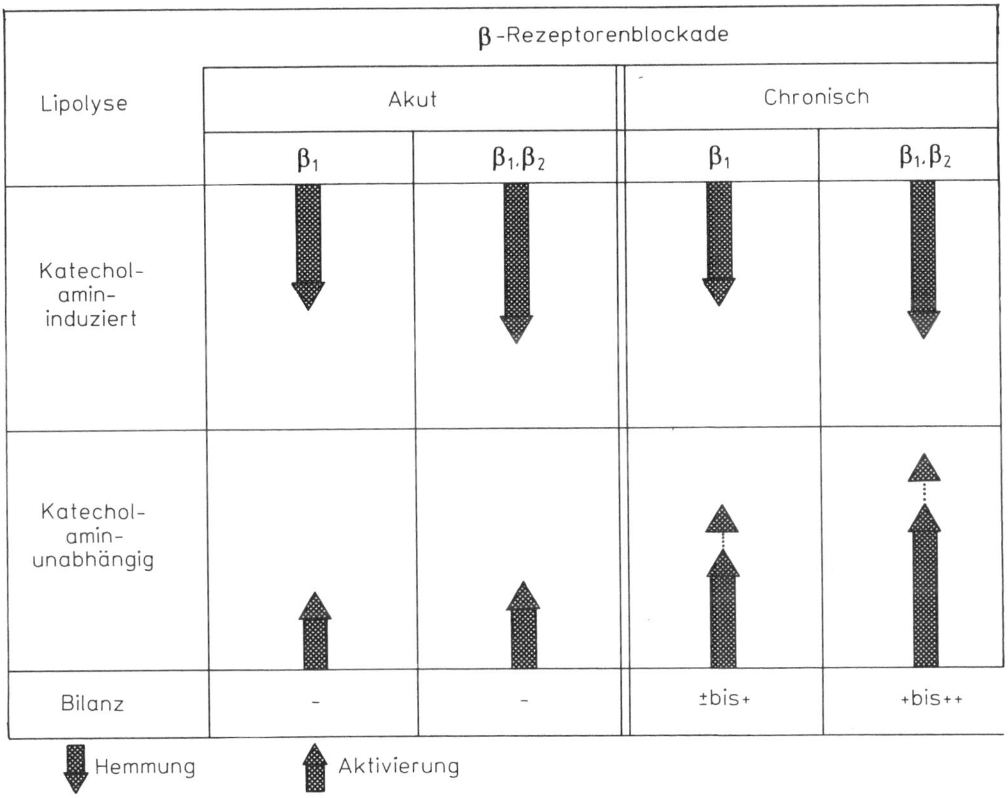

| Lipolyse | β-Rezeptorenblockade | | | |
|---|---|---|---|---|
| | Akut | | Chronisch | |
| | $\beta_1$ | $\beta_1.\beta_2$ | $\beta_1$ | $\beta_1.\beta_2$ |
| Katechol-amin-induziert | | | | |
| Katechol-amin-unabhängig | | | | |
| Bilanz | - | - | ±bis+ | +bis++ |

Hemmung Aktivierung

Abb. 2. Auswirkung der β-Rezeptorenblockade auf die Lipolyse

der Lipoproteinlipase (61, 62) erklärbar scheint. Entsprechend der unter gemischter β-Rezeptorenblockade stärker aktivierten katecholaminunabhängigen Lipolyse können diese Veränderungen der Lipoproteine auch unter gemischten β-Rezeptorenblockern häufiger und ausgeprägter als unter $\beta_1$-selektiven Rezeptorenblockern auftreten (45, 46, 51). Auch bei Patienten mit einer primären Fettstoffwechselstörung (3) kam es unter gemischter β-Rezeptorenblockade zu ungünstigeren Veränderungen als unter $\beta_1$-selektiver Rezeptorenblockade. Allgemein gehen besonders starke Erhöhungen der Triglyceride unter β-Rezeptorenblockade oft mit einem Anstieg der Harnsäure einher, und beide Befunde kommen wiederum vornehmlich bei Patienten mit Übergewicht vor (25). In diesem Zusammenhang erscheint nun die Mitteilung der Krankengeschichte eines Patienten mit Lipidspeicherkrankheit von besonderem Interesse (49): Die bei diesem Patienten klinisch dominierende Lipidspeichermyopathie besserte sich nach 12jährigem Verlauf mit Beginn einer Propranololbehandlung; neben der klinischen Verbesserung und Normalisierung der Enzymaktivitäten konnte darüber hinaus elektronenmikroskopisch ein Verschwinden der pathologischen Fettablagerung nachgewiesen werden. Möglicherweise ist dieser Befund auf die unter der gemischten β-Rezeptorenblockade mit Propranolol aktivierte katecholaminunabhängige Lipolyse zurückzuführen. Welche Bedeutung in diesem Zusammenhang offenbar gerade der Blockade der $\beta_2$-Rezeptoren zukommt, konnte kürzlich in umgekehrter Weise eindrucksvoll demonstriert werden (31): Unter der $\beta_2$-mimetischen Behandlung mit Terbutalin kam es für die Dauer dieser Behandlung zu einem Anstieg der HDL-Konzentration, die nach Absetzen des Terbutalins wieder auf die Ausgangswerte abfiel. Da weiterhin bekannt ist, daß es unter $\beta_2$-mimetischer Behandlung zu einer Abnahme der STH-Konzentration kommt (22, 32), können diese Befunde als Folge der Abschwächung der katecholaminunabhängigen Lipolyse gewertet werden. Ob sich hier ein neues therapeutisches Prinzip offenbart ($\beta_2$-Mimetika zur Anhebung niedriger HDL-Werte, muß durch weitere gezielte Untersuchungen geklärt werden.

Eine Erhöhung der VLDL bei Abnahme der HDL bedeutet nach heutigem Verständnis eine potentielle Erhöhung des Risikos für arteriosklerotisch ausgelöste kardiovaskuläre Komplikationen, vor allem für die koronare Herzkrankheit (1, 5, 50, 57, 64). Die endgültige klinische Bedeutung derartiger biochemischer Befunde unter β-Rezeptorenblockade ist z.Zt. noch nicht sicher abzuschätzen. Die klinischen Erfahrungen sprechen aber dafür, daß der therapeutische Nutzen der β-Rezeptorenblocker bei der jeweiligen Zielindikation einen eventuellen atherogenen Effekt deutlich überwiegt (s. auch die Beiträge von Å. Hjalmarson und L. Hansson in diesem Buche). Jedoch sind langfristige Studien erforderlich, um die klinische Dignität dieser unter chronischer β-Rezeptorenblockade beobachteten Veränderungen der Lipoproteine endgültig beurteilen zu können (39). In diesem Zusammenhang sind vergleichende Langzeitstudien zwischen pharmakologisch und pharmakokinetisch unterschiedlichen β-Rezeptorenblockern in außerdem jeweils unterschiedlicher Dosis notwendig. Gemäß den zuvor dargestellten Zusammenhängen sind dabei die stärksten Veränderungen unter einem gemischten β-Rezeptorenblocker mit sehr langer Halbwertszeit zu erwarten, da in diesem Fall die reaktive Aktivierung der Lipolyse am stärksten ausfallen wird.

Bis weitere Ergebnisse zur Verfügung stehen, sollte daher auch in diesem Zusammenhang einem $\beta_1$-selektiven Rezeptorenblocker der Vorzug gegeben werden, allerdings unter Kontrolle des Lipidstatus (evtl. auch der Harnsäure) vor und während dieser Therapie. Bei Feststellung bzw. Auftreten pathologischer Werte (bei erhöhten Triglycerid- bzw. Gesamtcholesterinwerten ist auch die HDL-Konzentration zu bestimmen) ist neben diätetischen Maßnahmen besonders auf die Reduktion von Übergewicht zu achten. Weiterhin ist generell körperliche Aktivität (z.B. dynamischer Bewegungssport) anzuraten, da bei aktiven Menschen höhere HDL-Werte vorliegen als bei Inaktivität (23, 24). Selbst ein mäßiger Alkoholkonsum ist in diesem Zusammenhang nicht abträglich (12). Nur äußerst selten dürfte im Einzelfall die Anwendung eines $\beta_1$-selektiven Rezeptorenblockers aus den hier zur Diskussion stehenden Gründen limitiert sein.

Bei den zuvor für notwendig erachteten Langzeitstudien mit β-Rezeptorenblockern ist natürlich auch der zusätzliche Einfluß anderer Medikamente zu untersuchen. So ist im Rahmen der Kombinationstherapie der arteriellen Hypertonie dabei die Wirkung der Saluretika von besonderer Bedeutung, da diese Substanzen ebenfalls Fettstoffwechselveränderungen verursachen können (4, 20, 21, 33). Schließlich sind in dieser Hinsicht Untersuchungen von großem Interesse (41), die unter alleiniger antihypertensiver Therapie mit Prazosin keine Abnahme der HDL-Werte bei mäßiger Reduktion des Gesamtcholesterins und der Triglyceride fanden; bei der kombinierten Behandlung von Prazosin und Propranolol zeigte sich dabei lediglich eine Abnahme der HDL-Werte um 10%, während unter alleiniger Propranololgabe die Triglyceride um 24% erhöht und die HDL-Werte um 13% erniedrigt waren. Im Rahmen der antihypertensiven Kombinationstherapie erscheinen analoge Untersuchungen bei Verwendung eines $\beta_1$-selektiven Rezeptorenblockers sehr sinnvoll.

## Anmerkungen zum β-Blocker-Entzugssyndrom

Bei abrupter Beendigung bzw. Unterbrechung einer chronischen Behandlung mit β-Rezeptorenblockern kann es als Rebound-Effekt zum sog. β-Blocker-Entzugssyndrom kommen (55). Es kommt dabei zum Auftreten einer Tachykardie ggf. verbunden mit verstärktem Schwitzen und einem eventuellen Tremor. Bei Patienten mit koronarer Herzerkrankung ist in diesem Zusammenhang die Auslösung einer Angina pectoris, von Herzrhythmusstörungen und sogar eines Myokardinfarkts möglich. Derartige kardiale Komplikationen nach plötzlichem Absetzen einer β-Rezeptorenblocker-Therapie können durch mehrere Mechanismen verursacht sein. So können sich gerade Patienten mit koronarer Herzerkrankung unter β-Rezeptorenblockade an eine erhöhte körperliche Belastbarkeit gewöhnt haben, die jedoch nach Absetzen der β-Rezeptorenblocker nicht mehr vorliegt. Weiterhin ist auf die Möglichkeit einer Zunahme der Zahl bzw. eine Steigerung der Empfindlichkeit der β-Rezeptoren unter β-Rezeptorenblockade hinzuweisen (19). Schließlich kann es unter einer β-Rezeptorenblocker-Therapie, und zwar besonders unter Belastung, zu einem höheren Anstieg des Plasmanoradrenalins kommen (14), welcher erst 2-3 Tage nach Aufhören der β-Rezeptorenblockade zur ursprünglichen Höhe zurückkehrt (53). Eine weitere Komponente des β-Blocker-Entzugssyndroms könnte in dem Auftreten einer passageren Hyperthyreose liegen. Denn unter einer β-Rezeptorenblocker-Therapie kann die Umwandlung des Schilddrüsenhormons $T_4$ zu aktivem $T_3$ vermindert sein, und zwar offenbar stärker unter einer gemischten $\beta_1$-$\beta_2$-Rezeptorenblockade als bei $\beta_1$-selektiver Blockade (36, 37, 47). Die hierzu durchgeführten Untersuchungen wurden überwiegend mit Propranolol durchgeführt, dem darüber hinaus auch unabhängig von der β-adrenolytischen Wirkung ein entsprechender Einfluß auf die Konversion der Schilddrüsenhormone zugeschrieben wird (27). Umgekehrt kann es daher bei plötzlicher Unterbrechung bzw. Beendigung einer β-Rezeptorenblockade zu einem vorübergehenden Anstieg des wirkungsstärkeren aktiven $T_3$-Hormons kommen. Die in diesem Zusammenhang auftretenden Symptome wie Tachykardie, Schwitzen und Tremor sind also durchaus auch im Sinne einer passageren Hyperthyreose deutbar.

Aus all diesen Gründen sollte daher in der Regel, vor allem und auf jeden Fall aber bei Patienten mit bekannter oder möglicher koronarer Herzkrankheit, eine Therapie mit β-Rezeptorenblockern nicht abrupt beendet bzw. unterbrochen werden, um kardiale Komplikationen wie Angina pectoris, Herzrhythmusstörungen oder gar einen Myokardinfarkt zu vermeiden. Sollte aus medizinischer Indikation eine Therapie mit β-Rezeptorenblockern überhaupt unterbrochen bzw. beendet werden, so ist diese Behandlung stufenweise innerhalb von 5-7 Tagen zu beenden.

## Zusammenfassende Schlußfolgerungen

Bei Beachtung der üblichen Kontraindikationen ergeben sich für die Therapie mit β-Rezeptorenblockern zusätzlich folgende Konsequenzen:

1. Bei Patienten mit Diabetes mellitus sollte grundsätzlich nur ein $\beta_1$-selektiver Rezeptorenblocker angewendet werden.
2. Zur Vermeidung einer belastungsinduzierten, leistungsbegrenzenden Hypoglykämie mit eventuell paradoxer Kreislaufreaktion ist bei körperlich aktiven Patienten ein $\beta_1$-selektiver Rezeptorenblocker vorzuziehen.
3. Dagegen kann es unter gemischter β-Rezeptorenblockade nicht nur zum Auftreten einer belastungsinduzierten Hypoglykämie kommen, sondern eine Hypoglykämie hält auch länger an bzw. wird nur verzögert überwunden.

4. Somit bleibt insgesamt die körperliche Leistungsfähigkeit nur bei $\beta_1$-selektiver Rezeptorenblockade unbeeinträchtigt.
5. $\beta_1$-selektive Rezeptorenblocker haben geringere negative Auswirkungen auf die Lipoproteine, und zwar auch bei Patienten mit primärer Hyperlipoproteinämie. Auch in diesem Zusammenhang sind somit $\beta_1$-selektive Rezeptorenblocker vorzuziehen; im Einzelfall ist jedoch besonders bei pathologischen Ausgangswerten eine klinisch relevante ungünstige Veränderung nicht auszuschließen. Daher sollte grundsätzlich unter β-Rezeptorenblockade in 6-9monatigem Abstand eine Kontrolle des Lipidstatus erfolgen (Triglyceride, Gesamtcholesterin, und bei pathologischem Ausfall eines dieser Werte auch die HDL-Fraktion). Ggf. sind diätetische Maßnahmen sowie eventuell eine andere Kombination und/oder Zusatzbehandlung notwendig; nur selten ist jedoch ein anderes Therapieprinzip erforderlich.
6. Nach den bisher vorliegenden Befunden ist die kardioprotektive Wirkung der β-Rezeptorenblocker generell größer als ein potentielles atherogenes Risiko einer derartigen Therapie.
7. Sofern klinisch erforderlich, sollte eine Therapie mit β-Rezeptorenblockern bei Patienten mit koronarer Herzerkrankung nur stufenweise beendet werden.

Abschließend ist somit festzustellen, daß bei der Behandlung von Herz-Kreislauf-Erkrankungen mit β-Rezeptorenblockern heute ein $\beta_1$-selektiver Rezeptorenblocker vorzuziehen ist, um nachteilige metabolische Auswirkungen einer solchen Therapie möglichst zu vermeiden.

## Literatur


1. Assmann G, Schriewer H, Oberwittler W (1980) Klinik und Pathobiochemie der High-Density-Lipoproteine. Klin Wochenschr 58:757
2. Bengtsson C, Lennartsson J, Lindquist O, Noppa H, Tibblin E (1979) Metabolic effects of diuretics and β-blockers. Abstracts sixth scientific meeting of the International Society of Hypertension, Göteborg, p 123
3. Bielmann P, Leduc G (1979) Effects of metoprolol and propranolol on lipid metabolism. Int J Clin Pharmacol Biopharm 17:378
4. Boehringer K, Meier A, Weidmann P, Schiffl H, Mordasini R, Riesen W (1981) Einfluß von Hydrochlorothiazid/Amilorid allein oder in Kombination mit Alpha-Methyldopa auf die Serumlipoproteine. Schweiz Med Wochenschr 111:525
5. Brewer HB Jr, Schaefer EJ, Zech LA, Osborne JC (1979) Lipoproteine: Struktur,Funktion und Stoffwechsel. In: Greten H, Lang PD, Schettler G (Hrsg) Lipoproteine und Herzinfarkt. Witzstrock, Baden-Baden Köln New York
6. Buchanan J (1978) Factors in a personel choice of a beta-adrenergic blocker. With special reference to diabetic patients. J Ir Coll Physic Surg (Suppl) 8:9
7. Chowanetz W, Müller K, Gross W (1979) Der Einfluß von Propranolol und Metoprolol auf betaadrenerge Stoffwechselreaktionen. Med Klin 74:1286
8. Cruickshank JM (1980) The clinical importance of cardioselectivity and lipophilicity in beta blockers. Am Heart J 100:160
9. Day JL, Simpson N, Metcalfe J, Page RL (1979) Metabolic consequences of atenolol and propranolol in treatment of essential hypertension. Br Med J I:77
10. Deacon SP (1978) The effects of atenolol and propranolol upon lipolysis. Br J Clin Pharmacol 5:123

11. England JDF, Simons LA, Gibson JC, Carlton M (1980) The effect of metoprolol and atenolol on plasma high density lipoprotein levels in man. Clin Exp Pharmacol Physiol 7:329

12. Ernst N, Fisher M, Smith W, Gordon T, Rifkind BM, Little JA, Mishkel MA, Williams OD (1980) The association of plasma high-density lipoprotein cholesterol with dietary intake and alcohol consumption. Circulation 62 (Suppl IV):41

13. Franz IW, Lohmann FW (1979) Der Einfluß einer chronischen sog. kardioselektiven und nichtkardioselektiven β-Rezeptoren-Blockade auf den Blutdruck, die $O_2$-Aufnahme und den Kohlenhydratstoffwechsel. Ergometrische Untersuchungen bei Hochdruckkranken. Z. Kariol 68:503

14. Franz IW, Lohmann FW, Koch G (1979) Der Einfluß einer Kurz- und Langzeit-β-Rezeptoren-Blockade auf den Blutdruck und die Plasmakatecholaminspiegel vor, während und nach Ergometrie bei Hypertoniepatienten. Ver Dtsch Ges Inn Med 85:919

15. Franz IW, Lohmann FW (1980) Unterschiedlicher Einfluß einer chronischen, überwiegend beta-1-selektiven und Beta-1-beta-2-Rezeptoren-Blockade auf den Kohlenhydratstoffwechsel. Ergometrische Untersuchungen bei Hochdruckkranken. Klin Wochenschr 58:1155

16. Franz IW, Lohmann FW (1980) The effect of β-blockers on metabolism during exercise. In: Roskamm H, Graefe K-H (eds) Advances in beta-blocker therapy. Proceedings of an international symposium. Excerpta Medica, Amsterdam Oxford Princeton

17. Franz IW, Lohmann FW, Koch G, Agrawal B (1980) Der Einfluß einer chronischen β-Rezeptoren-Blockade auf den Kohlenhydrat- und Fettstoffwechsel und deren hormonelle Regulation bei Hochdruckkranken. Ver Dtsch Ges Inn Med 86:905

18. Gibbons DO, Lant AF, Ashford A, Collins RF, Pinder S (1976) Comparative effects of acebutolol and practolol on the lipolytic response to isoprenaline. Br J Clin Pharmacol 3:177

19. Glaubiger G, Lefkowitz RJ (1977) Elevated beta-adrenergic receptor number after chronic propranolol treatment. Biochem Biophys Res Commun 78:720

20. Goldman AI, Steele BW, Schnaper HW, Fitz AE, Frohlich ED, Perry HM Jr (1980) Serum lipoproteins levels during chlorthalidone therapy. JAMA 244:1691

21. Grimm RH, Leon AS, Hunninghake DB, Lenz K, Hannan P, Blackburn H (1981) Effects of thiazide diuretics on plasma lipids and lipoproteins in mildly hypertensive patients. Ann Intern Med 94:7

22. Gündogdu AS, Brown PM, Juul S, Sachs L, Sönksen PH (1979) Comparison of hormonal and metabolic effects of salbutamol infusion in normal subjects and insulin-requiring diabetics. Lancet II:1317

23. Hartung GH, Foreyt JP, Mitchell RE, Vlasek I, Gotto AM (1980) Relation of diet to high-density-lipoprotein cholesterol in middle-aged marathon runners, joggers, and inactive men. N Engl J Med 302:357

24. Haskell WL, Taylor HL, Wood PD, Schrott H, Heiss G (1980) Strenuous physical activity, treadmill exercise test performance and plasma-high-density lipoprotein cholesterol. Circulation 62 (Suppl IV):53

25. Helgeland A, Hjermann I, Leren P, Holme I (1978) Possible metabolic side effects of beta-adrenergic blocking drugs. Br Med J I:828

26. Helgeland A, Hjermann I, Leren P, Enger S, Holme I (1978) High-density lipoprotein cholesterol and antihypertensive drugs: the Oslo study. Br Med J II:403

27. Heyma P, Larkins RG, Higginbotham L, Wahng K (1980) D-Propranolol and DL-propranolol both decrease conversion of L-thyroxine to L-trijodothyronine. Br Med J II:24

28. Hodler J (1976) Metabolische Wirkungen der Betablocker. In: Schweizer W (Hrsg) Die Betablocker - Gegenwart und Zukunft. Huber, Bern Stuttgart Wien

29. Holm G, Johansson S, Vedin A, Wilhelmsson C, Smith U (1980) The effect of beta-blockade on glucose tolerance and insulin release in adult diabetes. Acta Med Scand 208:187

30. Holm G, Herlitz J, Smith U (1981) Severe hypoglycaemia during physical exercise and treatment with beta-blockers. Br Med J 282:1360

31. Hooper PL, Woo W, Visconti L, Pathak DR (1981) Terbutaline raises high-density-lipoprotein-cholesterol levels. N Engl J Med 305:1455

32. Imura H, Kato Y, Ikeda M, Morimoto M, Yawata K (1971) Effect of adrenergic-blocking or -stimulating agents on plasma growth hormone, immunoreactive insulin, and blood free fatty acid levels in man. J Clin Invest 50:1069

33. Joos C, Kewitz H (1979) Erhöhung der "very low density lipoproteine" (VLDL) im Plasma gesunder Männer während der Behandlung mit Diuretika. Verh Dtsch Ges Inn Med 85:604

34. Keul J, Lehmann M, Wybitul K (1981) Zur Wirkung von Metipranolol auf die Katecholamine und energieliefernden Substrate im Blut sowie Kreislaufgrößen bei Körperarbeit. Herz-Kreislauf 2:58

35. Kindermann W, Schmitt WM, Biro G, Schnabel A (1981) Metabolismus und hormonelles Verhalten bei Körperarbeit unter akuter Beta-1-Sympathikolyse. Z. Kardiol 70:406

36. Kristensen BO, Steiness E, Weeke J (1978) Propranolol withdrawal and thyroid hormones in patients with essential hypertension. Clin Pharmacol Ther 23:624

37. Kristensen BO, Steiness E, Weeke J (1979) Propranolol withdrawal in essential hypertension - on the pathogenesis. Abstracts sixth scientific meeting of the International Society of Hypertension, Göteborg, p 147

38. Lager I, Blohmé G, Smith U (1979) Effect of cardioselective and non-selective β-blockade on the hypoglycaemic response in insulin-dependent diabetics. Lancet II:458

39. Lancet, Editorial (1980) Antihypertensive drugs, plasma lipids, and coronary disease. Lancet II:19

40. Lehtonen A, Viikari J (1979) Long term effects of sotalol on serum lipids. Abstracts sixth scientific meeting of the International Society of Hypertension, Göteborg, p 149

41. Leren P, Helgeland A, Holme I, Foss PO, Hjermann I, Lund-Larsen PG (1980) Effect of propranolol and prazosin on blood lipids. Lancet II:4

42. Lloyd-Mostyn RH, Oram S (1975) Modification by propranolol of cardivascular effects of induced hypoglycaemia. Lancet I:1213

43. Lohmann FW, Franz IW, Koch G (1980) Die Wirkung einer chronischen antihypertensiven Behandlung mit Acebutolol und Pindolol auf die Plasmakatecholamine vor, während und nach Ergometrie. Therapiewoche 30:7877

44. Lohmann FW (1981) Medikamentöse Hochdruckbehandlung. In: Franz IW (Hrsg) Belastungsblutdruck bei Hochdruckkranken. Springer Berlin Heidelberg New York 5:97-105

45. Lohmann FW (1981) Die Beeinflussung des Stoffwechsels durch Beta-Rezeptoren-Blocker. Klin Wochenschr 59:49

46. Lohmann FW (1981) Beta-Rezeptoren-Blocker. Metabolische Wirkungen und Konsequenzen für die Therapie. MMW 123:1795

47. Loos U, Grau R, Pfeiffer EF (1981) Regulation der Schilddrüsen-Stoffwechsellage in der Peripherie (Beeinflussung der $T_4$-Konversion). S - M, Suppl 28

48. MacLaren NK, Taylor GE, Raiti S (1975) Propranolol-augmented exercise-induced human growth hormone release. Pediatrics 56:804

49. Martyn C, Jellinek EH, Webb JN (1981) Lipid storage myopathy: successful treatment with propranolol. Br Med J 282:1997

50. Matzkies F (1979) Die Bedeutung der Lipoproteide höherer Dichte für die Arterioskleroseforschung. Klinikarzt 8:822

51. Merker R, Schwittek W, Kladetzky R-G, Kuhn H (1981) Serumlipide unter chronischer Behandlung mit Beta-Rezeptorenblockern bei Patienten mit koronarer Herzkrankheit. Z Kardiol 70:455

52. Newman RJ (1977) Comparison of the antilipolytic effect of metoprolol, acebutolol, and propranolol in man. Br Med J II:601

53. Pflanz G, Pflanz R (1979) Beta-Rezeptorenblockade nicht verantwortlih für antihypertensive Wirkung von Propranolol? Verh Dtsch Ges Inn Med 85:923

54. Raptis S, Rosenthal J, Welzel D, Moulopoulos S (1981) Effects of cardioselective and non-cardioselective beta-blockade on adrenaline- induced metabolic and cardiovascular responses in man. Eur J Clin Pharmacol 20:17

55. Ross PJ, Lewis MJ, Sheridan DJ, Henderson AH (1981) Adrenergic hypersensitivity after beta-blocker withdrawal. Br Heart J 45:637

56. Rössner S (1979) Serum lipid changes during treatment with antihypertensive drugs. Acta Med Scand 205 (Suppl 628):89

57. Schettler G (1980) Pathophysiologie, Klinik und prognostische Bedeutung der Hyperlipoproteinämien. Dtsch Ärzteblatt 77:661

58. Schimert GC (1979) Auswahlkriterien für Betasympathikolytika. Therapiewoche 29:5857

59. Simonsen S, Kjekshus JK (1978) The effect of free fatty acids on myocardial oxygen consumption during atrial pacing and catecholamine infusion in man. Circulation 58:484

60. Smith U, Blohmé G, Lager I, Lönnroth P (1980) Can insulin-treated diabetics be given beta-adrenergic-blocking drugs? Br Med J 281:1143

61. Tanaka N, Sakaguchi S, Oshige K, Niimura T, Kanehisa T (1976) Effect of chronic administration of propranolol on lipoprotein composition. Metabolism 25:1071

62. Taskinen M-R, Nikkilä EA (1979) Lipoprotein lipase activity of adipose tissue and skeletal muscle in insulin-deficient human diabetes. Diabetologia 17:351

63. Waal-Manning HJ (1976) Metabolic effects of β-adrenoreceptor blockers. Drugs 11 (Suppl 1):121

64. Wilson PW, Garrison RJ, Castelli WP, Feinleib M, McNamara PM, Kannel WB (1980) Prevalence of coronary heart disease in the Framingham Offspring Study: Role of lipoprotein cholesterol. Am J Cardiol 46:649

# Die Stellung der β-Rezeptorenblocker bei der Therapie der Angina Pectoris

P. R. Lichtlen

Die folgenden Betrachtungen sollen einen kritischen Beitrag zur Analyse der Wirkungsweise der β-Rezeptorenblocker und ihrer Bedeutung in der Behandlung der Angina pectoris aus heutiger Sicht darstellen. Dies erscheint insofern gerechtfertigt, als sich seit der Einführung der β-Rezeptorenblocker in die Klinik vor ca. 20 Jahren die Therapie der Angina pectoris wesentlich gewandelt hat und heute drei Therapieprinzipien gleichwertig nebeneinanderstehen, die Anwendung von Nitriten und Langzeitnitraten, von β-Rezeptorenblockern und schließlich seit einigen Jahren von sog. Kalziumantagonisten. Gerade die Entwicklung der letzteren hat die Bedeutung der β-Rezeptorenblocker bis zu einem gewissen Grade relativiert bzw. ihr Indikationsgebiet neu überdenken lassen. Andererseits - und dies scheint ebenso wichtig - hat sich das klinische Bild der Angina pectoris in den letzten 15 Jahren ebenfalls wesentlich gewandelt, indem heute neben dem Begriff der stabilen, vorwiegend belastungsabhängigen Angina, bedingt durch eine mehr oder weniger fixierte hochgradige Stenosierung, das Bild der unstabilen Angina, bei welcher vor allem funktionelle Veränderungen des Koronarsystems eine Rolle spielen, in den Vordergrund getreten ist (Lichtlen 1980).

## Für die Therapie der Angina pectoris wichtige pathophysiologische Gesichtspunkte

Um eine effiziente medikamentöse Therapie der Angina pectoris durchführen zu können, sind mehrere pathophysiologische Momente zu berücksichtigen; diese sollen hier nochmals kurz rekapituliert werden. Einen wesentlichen Faktor stellt die autonome Regulation des Koronarflusses dar, welche besagt, daß die koronare Durchblutung bei raschen Änderungen des Perfusionsdrucks relativ konstant bleibt bzw. sich dem jeweiligen Niveau des myokardialen Sauerstoffverbrauchs anpaßt, unabhängig von der Druckhöhe. Metabolische und myogene Faktoren sowie der Gewebedruck stellen wahrscheinlich die hauptsächlichen Mechanismen dar, welche über nervöse Einflüsse des Sympathikus, vermittelt durch α- und β-Rezeptoren, konstringierend und erweiternd auf das koronararteriolare System wirken. Bei Ischämie werden zusätzliche vasodilatatorische Substanzen, insbesondere das Adenosin, freigesetzt. Schließlich ist noch darauf hinzuweisen, daß der koronare Einstrom im linken Ventrikel vorwiegend diastolisch, der venöse Ausfluß vorwiegend systolisch und von endo- nach epikardial stattfindet; häufig besteht überdies ein Flußgradient von epi- zu endokardial, insbesondere bei Drosselung der Zufuhr, weshalb eine kritische Minderdurchblutung sich vor allem und zuerst endokardial einstellt (2)(Abb. 1).

Von entscheidender Bedeutung ist die Relation zwischen Stenosegrad und Koronarfluß (Abb. 2). Tierexperimentelle Untersuchungen haben gezeigt (9) - und dies konnte am Menschen weitgehend bestätigt werden (18) -, daß diese Relation für den Ruhe- und maximalen Belastungsfluß unterschiedlich ist (21). So erleidet der maximale Koronarfluß, welcher in der Regel ca. das 4fache des Ruheflusses beträgt, bzw. die Koronar-

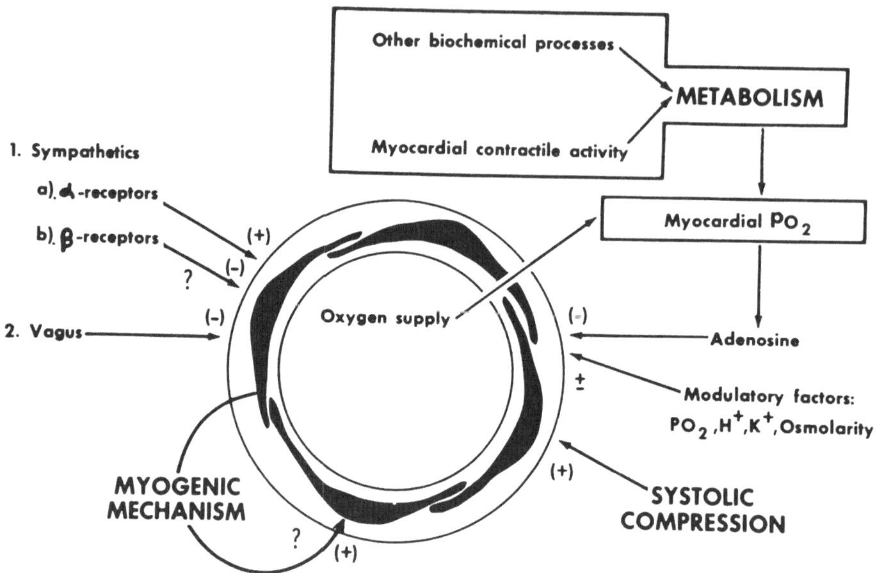


Abb. 1. Übersicht über die Faktoren, welche den koronar-arteriolären Widerstand beeinflussen. Es sind dies im wesentlichen die über das autonome Nervensystem (α- und β-Rezeptoren) vermittelten sympathischen Reize, myogene Mechanismen, die systolische Kompression und schließlich, besonders bei Ischämie vorherrschend, metabolische Faktoren (Adenosin, myokardiales $pO_2$ etc.). (Nach Rubio u. Berne (2))

reserve, eine Reduktion bereits bei einem Stenosegrad von ca. 50%, während der Ruhefluß erst bei Stenosegraden von ca. 80-90% abzusinken beginnt, zumindest solange das im poststenotischen Abschnitt liegende Myokard noch normal ist. Von entscheidender Wichtigkeit ist schießlich die Feststellung, daß zwischen Stenosegrad bzw. engstem Stenosedurchmesser und Fluß- oder Druckgradienten über die Stenose keine lineare Beziehung besteht (Abb. 3), sondern daß in höheren Stenosebereichen (Stenosegrad >75%; engster Durchmesser <1,5 mm) die Relation eine exponentielle wird (21). In diesem Bereich können schon geringe zusätzliche Einengungen des Durchmessers, aber auch schon geringe Erweiterungen, erhebliche Änderungen des Flusses bewirken, was klinisch von erheblicher Bedeutung ist (s. unten). - In diesem Zusammenhang ist auch das wesentlich unterschiedliche Verhalten zwischen exzentrischen und konzentrischen Stenosen zu erwähnen (Abb. 4). Die ersteren weisen in der Regel noch einen beträchtlichen Wandabschnitt mit normaler glatter Muskulatur auf, welche zur Kontraktion, aber auch Relaxation fähig ist und damit den Stenosegrad erheblich zusätzlich ändern kann. Steigerungen des Tonus der glatten Muskulatur in diesem Bereich können eine relativ niedergradige Stenose sehr rasch in eine hochgradige überführen bzw. bei Spasmen einen vollständigen Verschluß bewirken (Abb. 5). Andererseits können dilatierende Substanzen, wie z.B. die Nitrate oder Kalziumantagonisten, durch ihre relaxierenden Eigenschaften solche "Kontrakturen" abbauen und zu einer erheblichen Erweiterung bei auch schon über längere Zeit bestehenden Stenosen führen (Abb. 6).

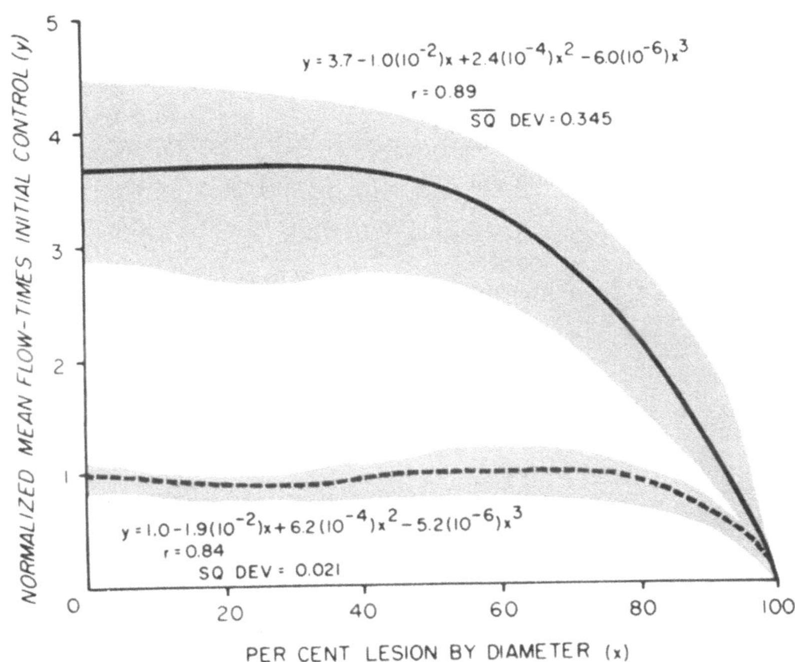


Abb. 2. Relation zwischen Stenosegrad (*Abszisse*) und Koronarreserve (*Ordinate*). Der tierexperimentell herbeigeführte Stenosegrad ist in Prozent der Durchmessereinengung angegeben. Die *gestrichelte Linie* stellt den Ruhefluß dar, normal = eine Einheit; die *durchgezogene Linie* den maximalen Fluß unter erhöhtem Sauerstoffbedarf, die Koronarreserve dar. Man beachte, daß die Koronarreserve, gemessen am freischlagenden Hundeherzen, schon bei einem Stenosegrad von ca. 50% abzusinken beginnt, während der Ruhefluß erst bei einem Stenosegrad von über 80% reduziert wird. (Nach Gould u. Lipscomb (9)

## Klinische Gesichtspunkte

Im Hinblick auf die Klinik ergeben sich die folgenden Schlüsse: Bei der *rein belastungsabhängigen Angina*, welche durch eine fixe, häufig hochgradig konzentrische Stenose hervorgerufen wird und in der Regel stets bei derselben Belastungsstufe zur Ischämie und Angina pectoris führt, spielen vor allem jene Faktoren, welche hauptsächlich den Sauerstoffverbrauch des Myokards determinieren, eine erhebliche Rolle, Herzfrequenz, Wandspannung, Kontraktilität und Herzgröße bzw. enddiastolisches Volumen. Bei der *Ruheangina* dagegen stehen funktionelle Faktoren im Vordergrund; hier sind Tonusänderungen des noch normalen Wandsegments in exzentrischen Stenosen häufig für die ischämischen Ruheepisoden verantwortlich. Klinisch bestehen mehrheitlich *Mischformen der Angina pectoris*; darunter fallen alle jene Patienten, bei welchen neben einer typischen Belastungsangina auch regelmäßig Anfälle mit Ruheangina vorkommen, Patienten mit hochgradigen, vor allem exzentrischen Stenosen der großen Koronaräste, wobei durch kurzfristige Tonusänderungen im Stenosebereich der Stenosegrad noch zusätzlich erhöht wird.

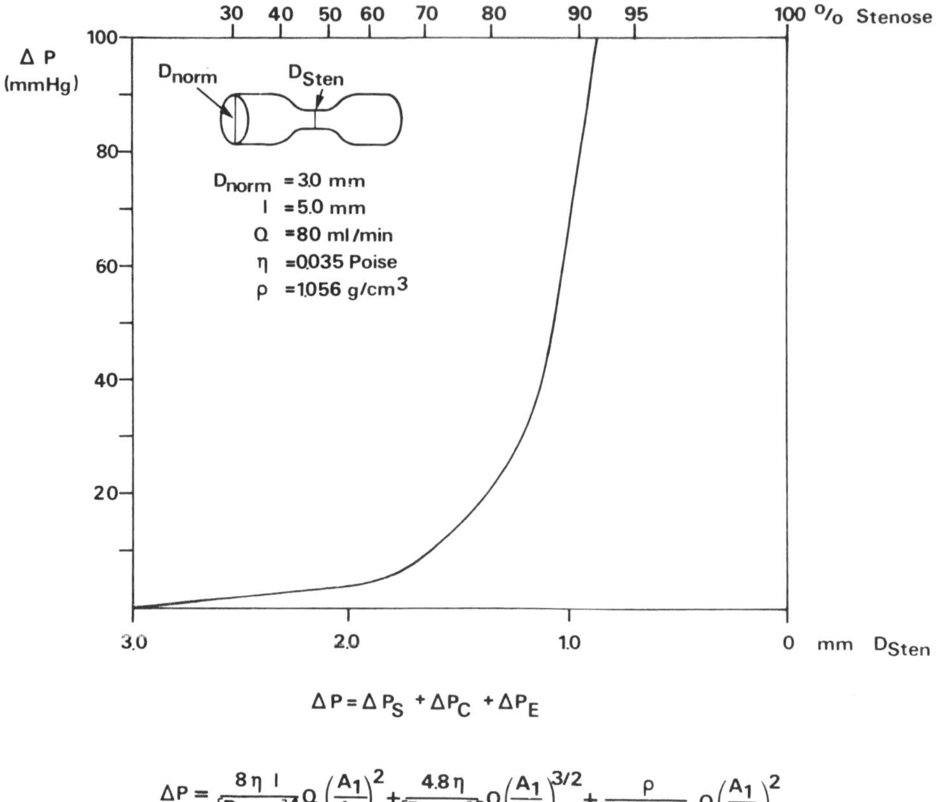


$$\Delta P = \Delta P_S + \Delta P_C + \Delta P_E$$

$$\Delta P = \frac{8\eta\, l}{\left[\frac{D_{norm}}{2}\right]^4} Q \left(\frac{A_1}{A_2}\right)^2 + \frac{4.8\eta}{\left[\frac{D_{norm}}{2}\right]^3} Q \left(\frac{A_1}{A_2}\right)^{3/2} + \frac{\rho}{\left[\frac{D_{norm}}{2}\right]^2} Q \left(\frac{A_1}{A_2}\right)^2$$

Abb. 3. Beziehung zwischen Stenosegrad (%) (*Abszisse, oben*) bzw. engstem Stenosedurchmesser ($D_{Sten}$, mm) (*Abszisse, unten*) und Druckgradienten über die Stenose (*Ordinate*, $\Delta P$) im Bereich einer großen epikardialen Koronararterie. Links oben: Ausgangskriterien für normalen Durchmesser ($D_{norm}$), Stenoselänge ($I$), Koronarfluß ($Q$) und Turbulenz. Man beachte, daß die Beziehung nicht linear ist, sondern unterhalb einem engsten Durchmesser von 2 mm bzw. oberhalb eines Stenosegrads von 70% exponentiell ansteigt (für Einzelheiten s. Text). (Nach Raflenbeul (21))

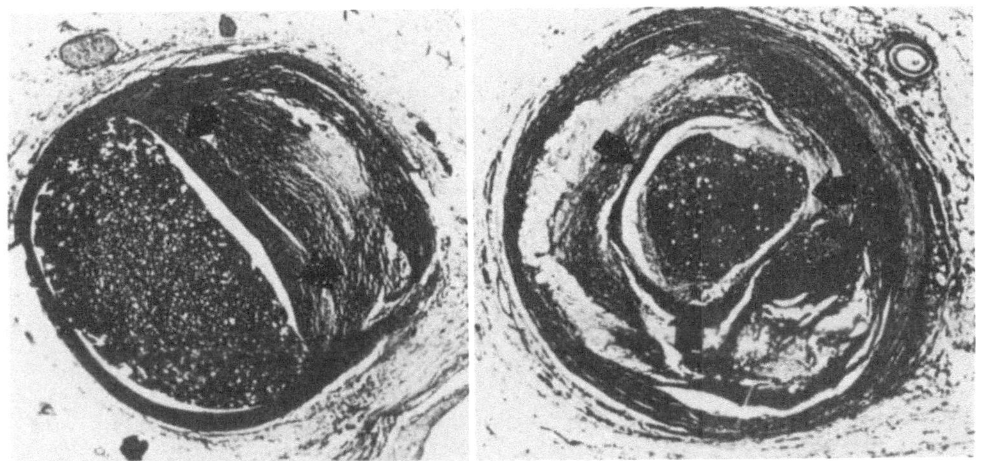


Abb. 4. Typische Beispiele für exzentrische und konzentrische Stenosen; die Verteilung von ca. je 50% entspricht dem Befund von 45 konsekutiv untersuchten Stenosen. Man beachte das noch große freie normale Wandsegment bei der exzentrischen Stenose bzw. das Fehlen eines solchen bei der konzentrischen Stenose. Das Arterienlumen ist durch postmortal verabreichtes Kontrastmittel gefüllt (*Pfeile*). (Nach Freudenberg)

## Therapieziele

Das Ziel der antianginösen, antiischämischen Therapie besteht einerseits in der Behebung der Ischämie bzw. der Anfallsunterbrechung und andererseits in der Verhinderung der Ischämie bzw. Anfallsverhinderung. In den letzten Jahren hat sich die Meinung durchgesetzt, daß jeder ischämische Zustand, ob klinisch durch anginösen Schmerz manifestiert oder stumm und z.B. lediglich im EKG ersichtlich, wenn immer möglich, zu vermeiden ist, da Ischämie in der Regel mit Zellnekrose, wenn auch geringen Ausmaßes, und vorübergehender, häufig regionaler Muskel- und Herzinsuffizienz einhergeht und stets die Gefahr von schweren Rhythmusstörungen in sich birgt; alle diese Zustände führen graduell zur Verschlechterung der Prognose. Wie weit durch eine konsequente medikamentöse antiischämische prophylaktische Therapie die Prognose der Angina pectoris sich verbessern läßt, muß z.Zt. allerdings noch offenbleiben, wenn auch verschiedene Studien eine positive Beantwortung dieser Frage wahrscheinlich machen (3, 17); dies steht ganz im Gegensatz zur chirurgischen Behandlung mittels aortokoronarem Venenbypass (17).

## Therapie bei stabiler Angina pectoris; Wirkung der β-Rezeptorenblocker

Eines der Hauptziele der Therapie, insbesondere bei stabiler bzw. Belastungsangina besteht dementsprechend darin, alle jene Faktoren, welche den Sauerstoffverbrauch des Herzens steigern, in ihrer Wirkung zu limitieren. Im Vordergrund stehen wiederum Frequenz- und Kontraktilitätssteigerung sowie Zunahme der Wandspannung bzw. des Blutdrucks, also jene Faktoren, welche bei Belastung zur Steigerung des Herzzeitvolumens beitragen und welche ihre Impulse vorwiegend über das β-adrenergische System erhalten. Entsprechend besteht die

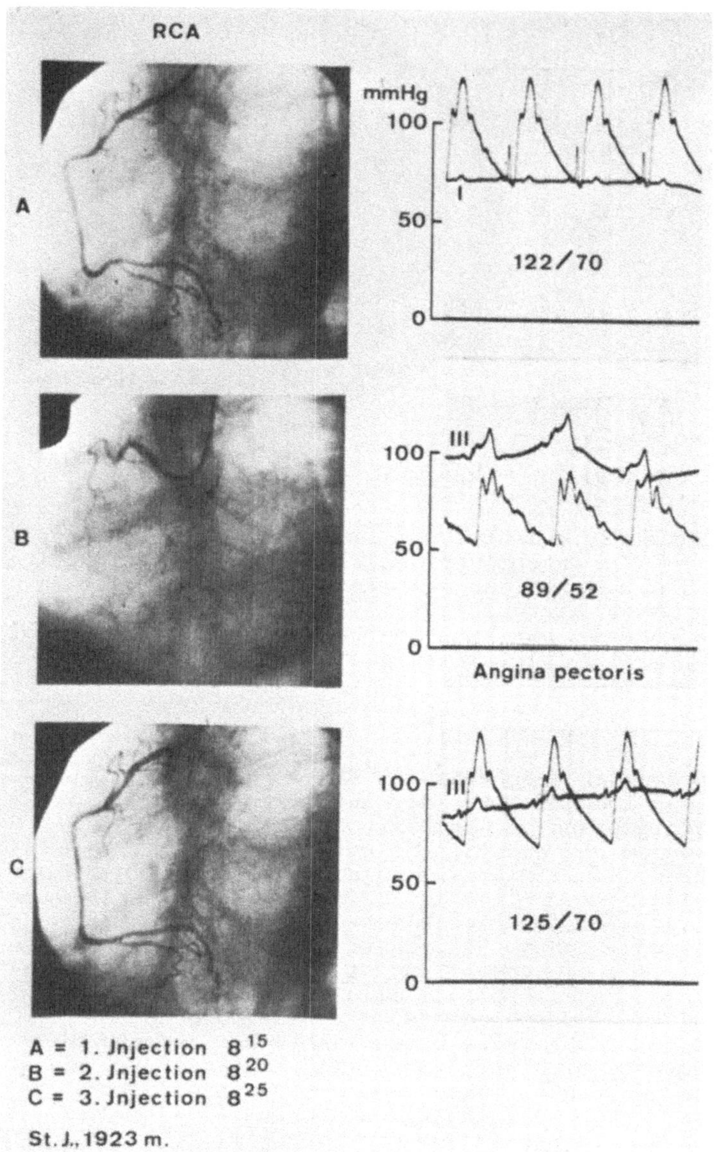


Abb. 5a-c. Typischer Spasmus der rechten Koronararterie während Koronarographie im Bereich einer leichten Stenose bei einem Patienten mit typischer "Prinzmetal-Angina". Der Spasmus führte zu einem vollständigen Verschluß der rechten Koronararterie, zu Angina pectoris, typischen Ischämiezeichen inferior und einem deutlichen Blutdruckabfall; nach 5 min spontane Rückbildung ohne Verabreichung von Medikamenten. (Nach Lichtlen u. Schönbeck

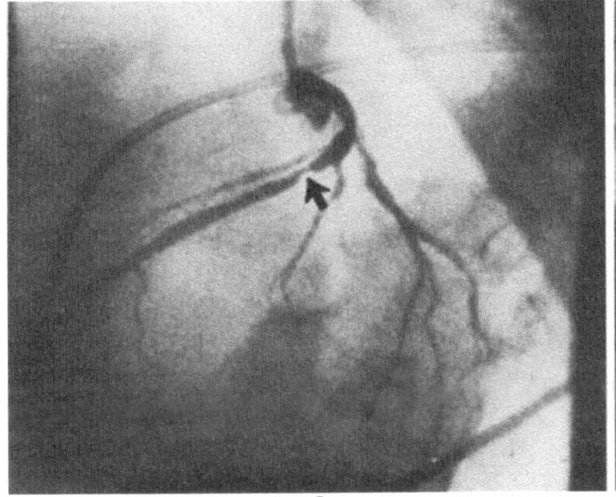


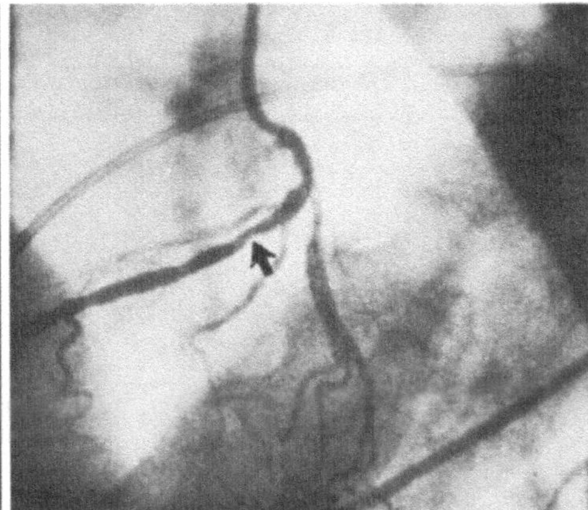


Abb. 6. Pharmakologische Dilatation einer schon länger bestehenden exzentrischen Koronarstenose nach Verabreichung von zwei gefäßrelaxierenden Medikamenten, Nitroglycerin (0,8 mg s.l.) und Nifedipin (20 mg s.l.). (*Links*) Hochgradige Stenosierung im proximalen Abschnitt des Ramus interventricularis anterior (*Pfeil*) mit Durchmesser von 1,4 mm, vor Medikamentenverabreichung; diese exzentrische Stenose bestand auf zwei angiographischen Bildern im Abstand von mehr als 4 Wochen. (*Rechts*) Erweiterung der Stenose auf 1,96 mm nach Verabreichung der relaxierenden Medikamente. (Für Einzelheiten s. Text)

hauptsächliche Wirkung der β-Rezeptorenblocker in der Frequenzsenkung, der Verminderung der Kontraktilität und Wandspannung sowie der Erniedrigung des Herzzeitvolumens und damit der Auswurffraktion, verbunden mit einer sekundär bedingten Erhöhung des enddiastolischen Volumens und Drucks (Abb. 7). Diese negativ-inotrope Komponente der β-Rezeptorenblocker wirkt zwar "sauerstoffsparend", führt aber gleichzeitig durch Erniedrigung der Kontraktionskraft zu myokardialer Insuffizienz.

Neben der systolischen ist auch die diastolische Funktion durch β-Blockade wesentlich beeinträchtigt, ein Faktor, der nicht zu vernachlässigen ist (Abb. 8). Dies betrifft vor allem die Änderungen der diastolischen Volumen- und Muskelsteifigkeit. Die sog. Volumensteifigkeit, welche sich aus der diastolischen Druck-Volumen-Beziehung herleitet, findet eine deutliche Abnahme, gekennzeichnet durch eine Abflachung der Druckvolumenrelation über die ganze Diastole. Auch die diastolische Muskelsteifigkeit, ausgedrückt durch die Relation zwischen Änderung des diastolischen Wandstreß und der äquatoriellen Zirkumferenz, zeigt nach β-Blockade eine signifikante Abnahme bzw. Abflachung der gesamten diastolischen Relation. Ein solches Verhalten wurde vor allem bei Koronarpatienten mit noch weitgehend normalem linken Ventrikel beobachtet (1), während bei kongestiver Kardiomyopathie mit erhöhtem enddiastolischem Volumen das Gegenteil gefunden wurde (5). Wie weit dieses Verhalten für die koronare Herzkrankheit bzw. ischämische Zustände typisch ist bzw. durch die vergrößerte Muskelmasse und die Zunahme des diastolischen Volumens bei Kardiomyopathien bestimmt wird, muß hier noch offenbleiben.

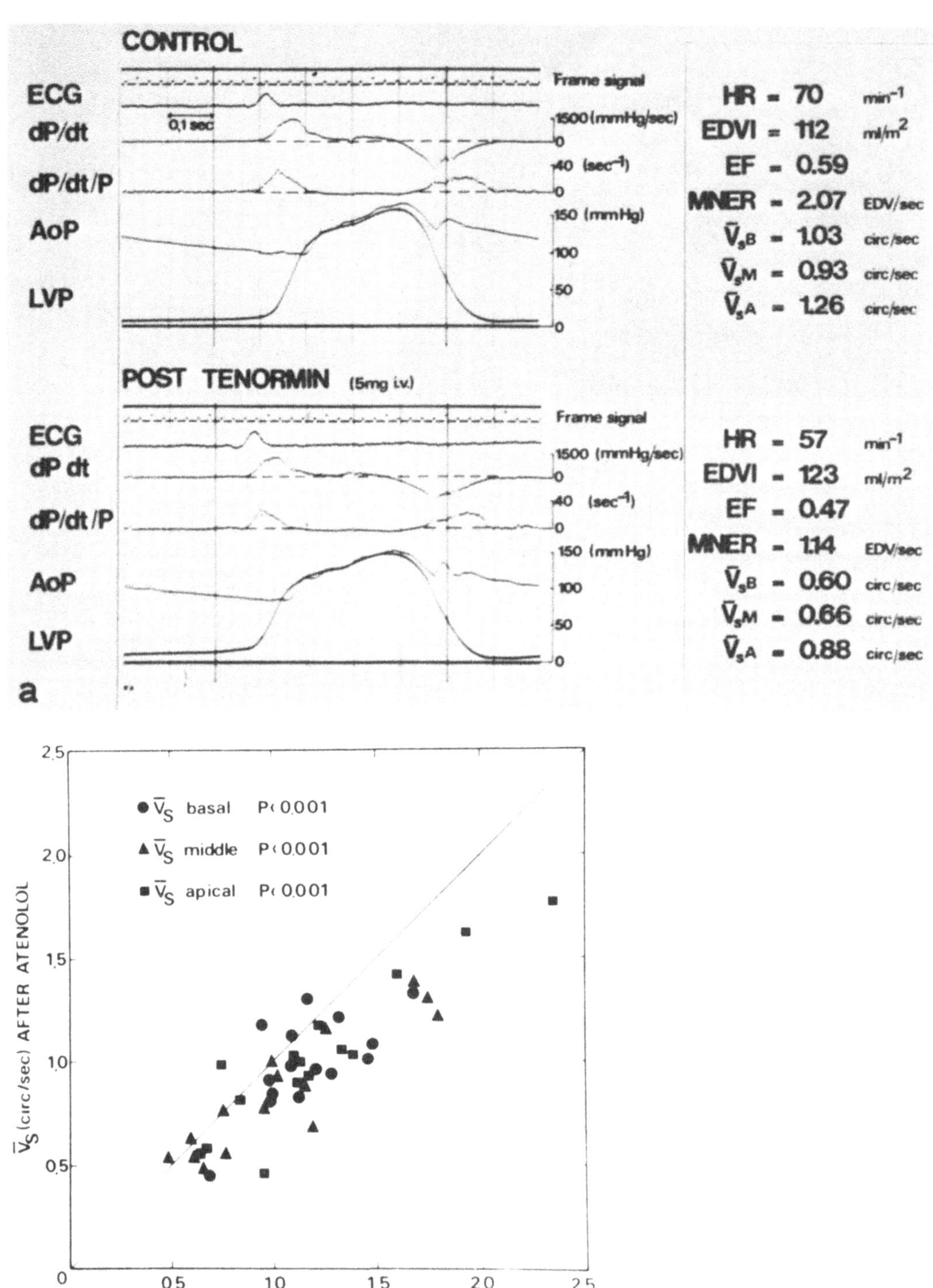
CONTROL
ECG
dP/dt
dP/dt/P
AoP
LVP
0,1 sec
Frame signal
1500 (mmHg/sec)
40 (sec-1)
150 (mmHg)
100
50
0
HR = 70 min-1
EDVI = 112 ml/m2
EF = 0.59
MNER = 2.07 EDV/sec
V̄sB = 1.03 circ/sec
V̄sM = 0.93 circ/sec
V̄sA = 1.26 circ/sec
POST TENORMIN (5mg i.v.)
ECG
dP dt
dP/dt/P
AoP
LVP
Frame signal
1500 (mmHg/sec)
40 (sec-1)
150 (mmHg)
100
50
0
HR = 57 min-1
EDVI = 123 ml/m2
EF = 0.47
MNER = 1.14 EDV/sec
V̄sB = 0.60 circ/sec
V̄sM = 0.66 circ/sec
V̄sA = 0.88 circ/sec
a
V̄S basal P‹0.001
V̄S middle P‹0.001
V̄S apical P‹0.001
V̄S (circ/sec) AFTER ATENOLOL
V̄S (circ/sec) BEFORE ATENOLOL
0
0.5
1.0
1.5
2.0
2.5
b

Ein weiterer, zum Verständnis der β-Rezeptorenblockade wesentlicher Faktor stellt das *Verhalten des Koronarflusses* im poststenotischen Gebiet dar. Die regionale Durchblutung, der Fluß sowohl im ischämischen wie im normalen Stromgebiet, läßt sich heute beim Menschen bzw. beim gleichen Patienten am besten mit der präkordialen Xenon-Clearance-Technik bestimmen (15). Dabei wird radioaktives $^{133}$-Xenon in Kochsalz gelöst, direkt in die entsprechende, in der Regel die linke Koronararterie injiziert und die Geschwindigkeit der Aktivitätsabnahme bzw. der Auswaschung des Xenons aus dem Herzen, welche der Flußgeschwindigkeit entspricht, mittels einer γ-Kamera über dem linken Ventrikel bestimmt. Abbildung 9 zeigt ein typisches Beispiel: Bereits in Ruhe findet sich unter dem β-Blocker eine deutliche, autoregulative Flußabnahme entsprechend der Reduktion der für den myokardialen Sauerstoffverbrauch verantwortlichen Faktoren. Wichtiger ist jedoch das Verhalten des Flusses unter ischämischen Bedingungen. Ischämie wird in unserem Modell durch Vorhofstimulation ausgelöst, wobei die Frequenz stufenweise bis zum Auftreten typischer ST-Streckensenkungen von mehr als 0,1 mV, häufiger bis zu 0,2 mV, in der Regel begleitet von Angina pectoris, gesteigert wird (7). Das Beispiel zeigt das Verhalten des Flusses vor und nach Verabreichung von 5 mg Propranolol intravenös in Ruhe und während Vorhofstimulation. Unter dem β-Rezeptorenblocker findet sich trotz Frequenzsteigerung gleichen Ausmaßes wie unter Kontrolle eine deutliche Abnahme des Koronarflusses, entsprechend der Reduktion von Kontraktilität und Wandspannung bzw. mykoardialem Sauerstoffverbrauch.

Bei 13 Patienten (Abb. 10) zeigte sich unter Kontrollvorhofstimulation erwartungsgemäß eine deutliche Flußzunahme gegenüber Ruhe sowohl im normalen als auch im poststenotischen Gebiet, wobei allerdings im letzteren der Koronarfluß schon in Ruhe bzw. vor der Verabreichung des β-Blockers, aber auch unter Stimulation signifikant niedriger war als im normalen Gebiet. Unter Propranolol waren die Patienten bei gleicher Frequenzsteigerung weitgehend beschwerdefrei, die ST-Streckensenkung hatte sich bei 10 Patienten normalisiert, der Flußanstieg war im normalen und poststenotischen Gebiet jedoch nur gering, wobei die Flußsteigerung vor allem im normalen Gebiet deutlich limitiert war, so daß zu Ende der Frequenzbelastung nur noch ein geringer, wenn auch signifikanter Flußunterschied zwischen dem

◁ Abb. 7.a Typische Hämodynamik vor und nach Verabreichung des kardioselektiven β-Rezeptorenblockers Atenolol, 5 mg i.v. Der linksventrikuläre Druck (*LVP*) wurde mittels Tipmanometer gemessen. Man beachte den deutlichen Abfall der Frequenz (*HR*), der Auswurffraktion (*EF*), der mittleren normierten Auswurfsrate (*MNER*) und der zirkumferenziellen Faserverkürzungsgeschwindigkeit ($\overline{V}$) in basalen (*B*), mittleren (*M*) und apikalen (*A*) Halbachsen. (Nach Lichtlen et al. (14)). b Reduktion der mittleren segmentalen, zirkumferenziellen Faserverkürzungsgeschwindigkeit ($\overline{V}_s$) nach Atenolol (5 mg i.v.) bei 15 Patienten mit Koronarsklerose, jedoch noch normalem linken Ventrikel. *Ordinate* $\overline{V}_s$ vor, *Abszisse* $\overline{V}_s$ nach Atenolol. Man beachte, daß bei der überwiegenden Mehrzahl der gemessenen Halbachsen der β-Blocker zu einer signifikanten Reduktion von $\overline{V}_s$ und damit Abnahme der Kontraktilität führte. Sämtliche Angiogramme wurden in schräg-rechter Projektion von 40° durchgeführt. (Nach Amende et al. (1))

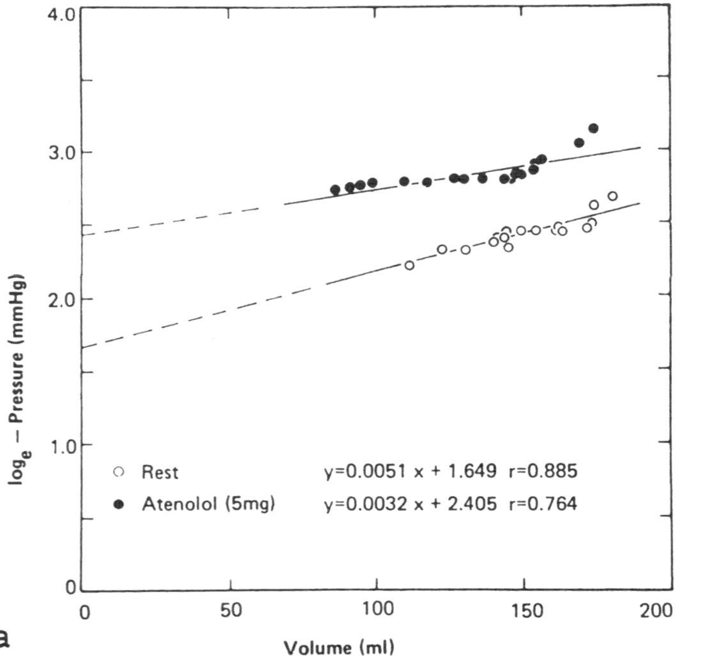


<u>Abb. 8a.</u> Beziehung zwischen logarithmischem diastolischen Druck (*Ordinate*) und Volumen (*Abszisse*) vor und nach Atenolol. Beginn der Messung beim tiefsten diastolischen Druck; Ende vor Beginn der A-Welle. Nach dem B-Blocker zeigt die Druck-Volumen-Relation (Volumensteifigkeit) eine deutliche Abflachung (Druckmessung mit Tip-Manometer, Volumenbestimmung simultan, Bild für Bild, computergestützt). (Für Einzelheiten s. Text.) (Nach Amende et al. (1))

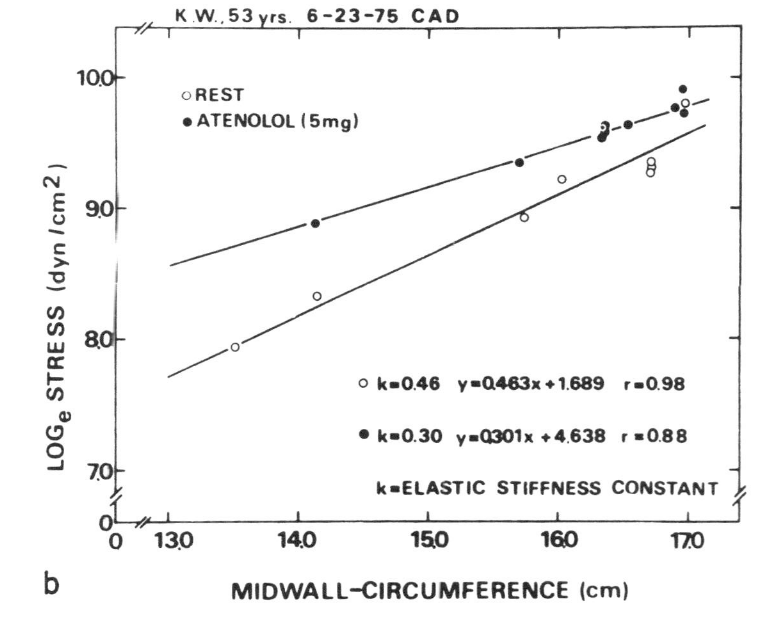


<u>Abb. 8b.</u> Relation zwischen diastolischem Wandstreß (logarithmisch, *Ordinate*) und Änderung der Zirkumferenzlänge am Äquator des Herzens. Die Messungen wiederum vom Beginn des tiefsten diastolischen Drucks bis zum Beginn der A-Welle. Man beachte, daß nach dem β-Blocker die Streß-Zirkumferenz-Relation (Muskelsteifigkeit) deutlich abflacht (für Einzelheiten s. Text). (Nach Amende (1))

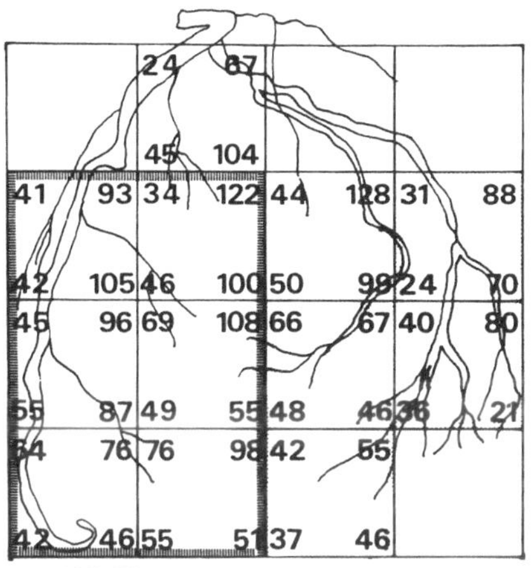


J.P. 166/80
80% STENOSIS LCx
LV NORMAL

| 1 | 2 |
|---|---|
| 3 | 4 |

| | MBF (ml/min /100g) NORMAL AREA | POST. STEN. AREA |
|---|---|---|
| 1. CONTROL | 54.8 | 44.8 |
| 2. RAPID PACING 150/min: A.p. ++, ST ↘ 0.1 mV | 98.8 | 72.5 |
| 3. AFTER PROPRANOL AT REST | 48.2 | 36.3 |
| 4. AFTER PROPRANOLOL DURING PACING 150/min, A.p. –, ST ↘ 0 mV | 74.0 | 45.8 |

Abb. 9. Typisches Beispiel des regionalen Koronarflusses nach Verabreichung von Propranolol (5 mg i.v.). (*Oben*) Koronaranatomie entsprechend der Angiographie, in LAO 40° bzw. in der Position der Flußmessung anhand der γ-Kamera. Angiographisch hochgradige, über 75%ige Stenosierung im Bereich des Ramus circumflexus (*hell umrandeter Flußbereich*); weitgehend normaler Ramus interventricularis anterior (*Flußbereich schwarz umrandet*). Die vier Zahlen pro Quadrant betreffen 1. Fluß (ml/min/100 g) in Ruhe unter Kontrollbedingung, 2. Fluß unter Vorhofstimulation bis zu signifikanter ST-Streckensenkung (>0,1 mV), 3. Ruhefluß nach Propranolol, 4. Fluß unter Vorhofsstimulation mit gleicher Frequenz wie vor β-Blockade. Man beachte den deutlichen Flußabfall sowohl im normalen wie im poststenotischen Gebiet nach β-Blockade; überdies bleibt der Fluß sowohl in Ruhe wie während Ischämie wie auch nach β-Blockade im poststenotischen Gebiet deutlich niedriger als im normalen (für Einzelheiten s. Text)

normalen und poststenotischen Areal bestand (p <0,05). Das Frequenzdruckprodukt blieb unter Vorhofstimulation erwartungsgemäß unverändert; jedoch ist davon auszugehen, daß die Kontraktilität unter dem β-Rezeptorenblocker deutlich abgenommen hatte und damit die Flußabnahme bewirkte. Ein ähnliches Verhalten im ischämischen Gebiet zeigt sich auch unter Nitroglycerin (Abb. 10), hier allerdings

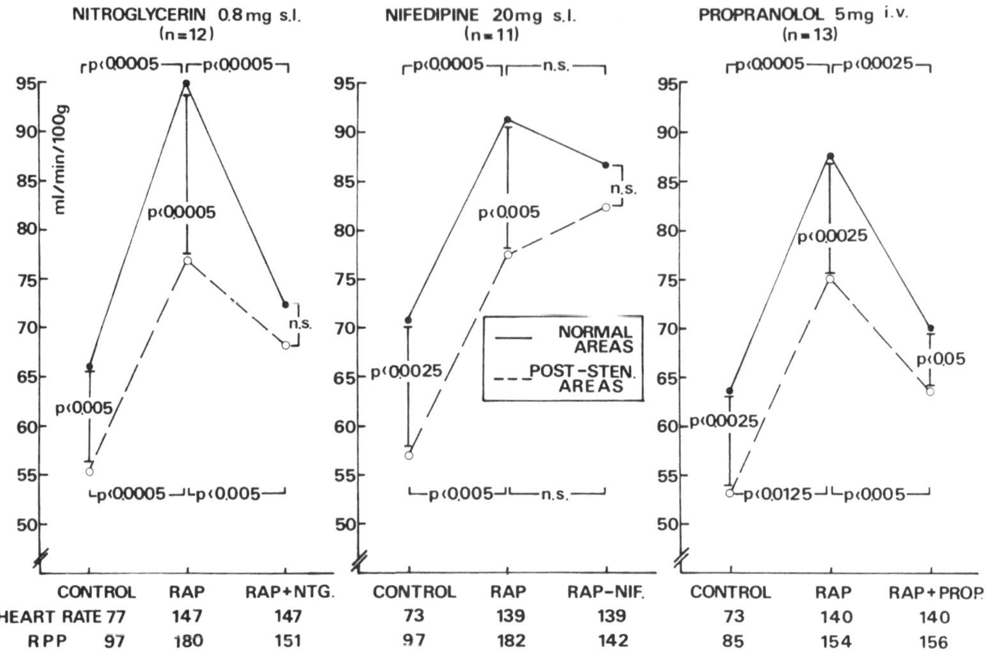


Abb. 10. Regionaler Myokardfluß in Ruhe, während Ischämie unter Vorhofstimulation sowie unter Vorhofstimulation nach Verabreichung von Nitroglycerin (*links*), Nifedipin (*Mitte*) und Propranolol (*rechts*). *RAP*, rechtsatriales pacing; *RPP*, Frequenzdruckprodukt (mmHg x $min^{-1}$ x $10^2$); *n*, Anzahl Patienten (für Einzelheiten s. Text). (Nach Engel u. Lichtlen (7)

begleitet von einer signifikanten Abnahme des Frequenzdruckprodukts. Auch hier betrifft der Flußabfall vor allem das normale Gebiet, so daß am Ende der Frequenzbelastung kein Flußunterschied zwischen dem normalen und poststenotischen Areal mehr zu sehen ist.

Unter dem Kalziumantagonisten Nifedipin läßt sich ein völlig verschiedenes Verhalten beobachten: Hier zeigt sich unter Frequenzstimulation nach Verabreichung des Medikaments sogar eine weitere, wenn auch leichte Zunahme des Flusses im poststenotischen Gebiet, während im normalen Areal der Fluß unverändert hoch bleibt. Diese weitere Flußsteigerung ist einerseits auf die zusätzliche medikamentös bedingte arterioläre Dilatation vorwiegend in den mittleren und äußeren Schichten des Myokards sowie in den Randgebieten der Ischämie zurückzuführen, andererseits wahrscheinlich aber auch auf eine weitere, ebenfalls medikamentös bedingte Abnahme des Muskelsteifigkeit und Verbesserung der endokardialen Durchblutung, ähnlich wie bei Nitroglycerin. Während unter β-Rezeptorenblockern und Nitraten somit der Koronarfluß vor allem im normalen, aber auch poststenotischen, vorher ischämischen Gebiet dem gesenkten myokardialen Sauerstoffverbrauch bzw. der Autoregulation folgend abnimmt, bleibt er unter dem Kalziumantagonisten trotz gleichzeitiger Abnahme des Sauerstoffverbrauchs bzw. der Nachbelastung erhöht, ohne daß es zu einem "Steal-Phänomen" kommt. Unter der β-Rezeptorenblockade ist überdies eine sekundäre Erhöhung des α-Tonus mitzuberücksichtigen, welches sich in der Regel durch eine leichte Erhöhung des koronararteriolären Widerstands äu-

Pat. K.R. 47 Jahre

Kontrollbelastung

Belastung nach Atenolol

L. lat.

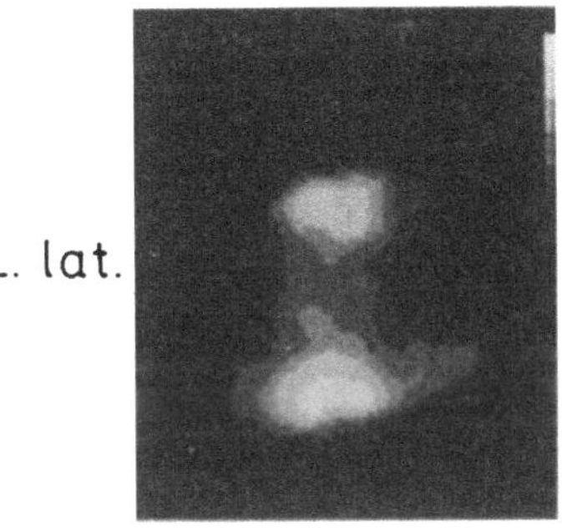

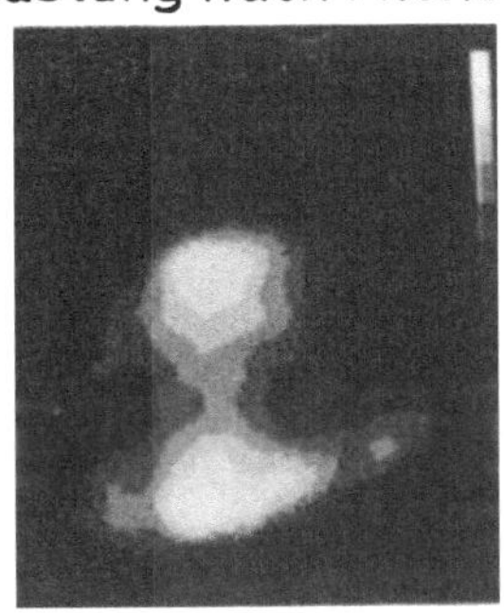

EKG

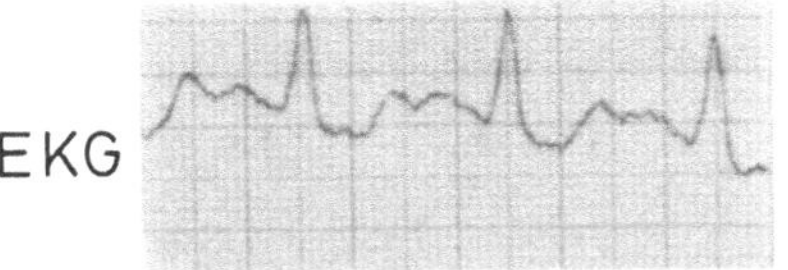

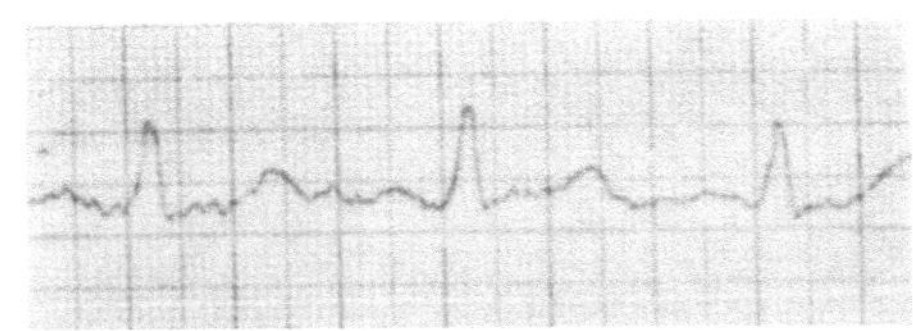

Abb. 11. $^{201}$Thallium-Belastungsszintigraphie vor und nach Atenolol. *Links*: Kontrollbelastung; man beachte den ausgedehnten Aktivitätsdefekt im Szintigramm (*oben*) im Bereich der Vorderwand; (*unten*) positives EKG. (*Rechts*) Belastung nach Atenolol; man beachte, daß der Perfusionsdefekt noch immer besteht, während die ST-Strecke sich normalisiert hat. Beim Patienten bestand kein Infarkt; das Angiogramm zeigte lediglich eine Vorderwandhypokinesie. (Nach Chlup et al. (4))

ßert (11), ein für die Flußverhältnisse bzw. die Verbesserung der Relation Koronarfluß zu myokardialem Sauerstoffverbrauch, eher ungünstiger Faktor. Unter β-Rezeptorenblockade zeigen sich somit im Hinblick auf die Relation Koronarfluß zu Sauerstoffverbrauch, günstige wie ungünstige Momente.

Im $^{201}$Thallium-Myokardszintigramm (Abb. 11) zeigt sich denn auch während Belastung nach β-Rezeptorenblockade die Perfusion nicht so eindeutig verbessert wie z.B. unter Nitraten oder Kalziumantagonisten (4). So lassen sich zwei Reaktionstypen beobachten, Fälle bei welchen zwar das Belastungs-EKG bzw. die ST-Streckensenkung normalisiert ist, aber die transmurale Aktivitätsverminderung weiterhin besteht bzw. der transmurale Fluß offensichtlich noch reduziert ist, und Fälle, bei welchen die Normalisierung des EKG's mit einer solchen der Perfusion parallel geht. Dies entspricht der Beobachtung anhand der Xenon-Clearance-Technik, wonach der Fluß im poststenotischen Bereich nach β-Blockade immer noch signifikant tiefer blieb als im entsprechenden normalen Areal. In diesem Zusammenhang ist es von Interesse, festzuhalten, daß gerade in den epikardialen Arterien und damit evtl. im Stenosebereich Tonuserhöhungen nach β-Rezeptorenblockade entstehen können, wie tierexperimentell am isolierten Koronarstreifen von Fleckenstein et al. (8) gezeigt werden konnte. Aus diesem Grunde sollten β-Rezeptorenblocker bei Patienten mit vorwiegender Ruhe- bzw. Prinzmetal-Angina, wo Tonussteigerungen und sogar Spasmen der glatten

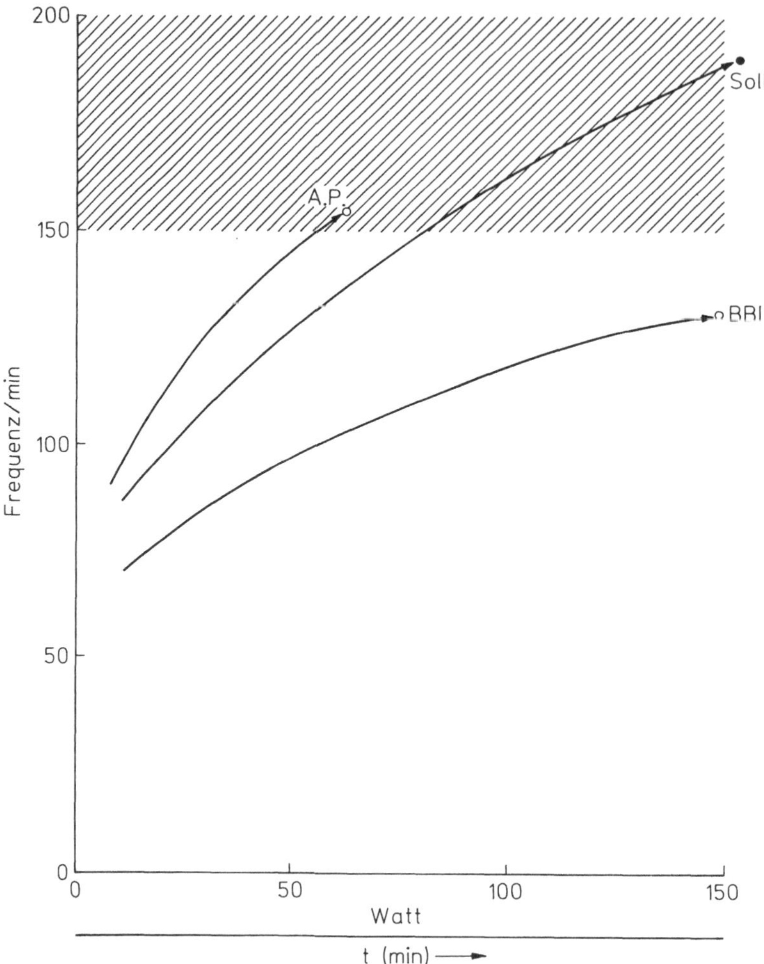


Abb. 12. Relation zwischen Herzfrequenz (*Ordinate*) und Belastungsgröße (*Watt*) und Dauer (*t*) (*Abszisse*) vor und nach Verabreichung eines β-Blockers. Bei Kontrollbelastung Abbruch bei einer Frequenz von 150/min bzw. 60 Watt wegen Angina pectoris; nach Verabreichung des β-Blockers ist der Patient in der Lage, seinen Sollwert von 150 Watt zu leisten, wobei die Frequenz lediglich bis 130/min ansteigt und damit noch deutlich unter dem die Ischämie auslösenden Schwellenwert bleibt, und auch die Belastungszeit deutlich verlängert wird

Muskulatur mit großer Wahrscheinlichkeit für die Ischämie verantwortlich zu machen sind, nicht verabreicht werden, sie sind sogar häufig kontraindiziert.

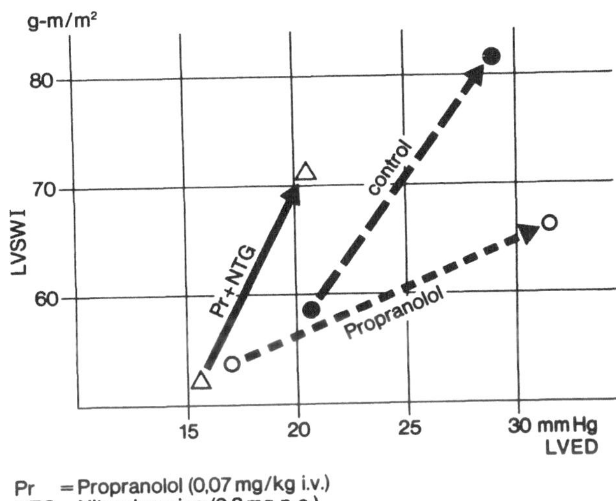


Abb. 13. Relation zwischen Schlagarbeit (mittlerer linksventrikulärer systolischer Druck x Schlagvolumen) (*Ordinate*) und linksventrikulärem enddiastolischen Druck (*Abszisse*) in Ruhe und unter Fahrradbelastung mit 65 Watt, ohne Medikamente (*control*), nach β-Blockade (Propranolol, 0,07 mg/kg KG i.v.) und Propranolol plus Nitroglycerin (0,8 mg sublingual) (*Pr* + *NTG*). Die *Pfeile* geben die Änderung von Ruhe zu Belastung an. Man beachte, daß unter Propranolol die Schlagarbeit und damit der myokardiale $O_2$-Verbrauch zwar absinkt, jedoch verbunden mit einer weiteren Zunahme des enddiastolischen Drucks; durch zusätzliche Verabreichung von Nitroglycerin wird der enddiastolische Druck von über 30 auf 20 mmHg gesenkt, während die Schlagarbeit unter Belastung wieder leicht zunimmt. (Nach Lichtlen et al.)

## Praktische Schlußfolgerungen

In der Praxis stellt bei der stabilen, vorwiegend oder ausschließlich belastungsabhängigen Angina pectoris die Frequenz den für die myokardiale Sauerstoffverbrauchssteigerung ausschlaggebendsten Faktor dar. Der β-Rezeptorenblocker ist dann so zu dosieren, daß unter Belastung eine Frequenzsteigerung erreicht wird, welche deutlich unter derjenigen liegt, welche bei Auslösung der Angina pectoris festgestellt wurde (Abb. 12). Der maximale Belastungswert in Watt kann dann noch immer oder wieder erreicht werden, aber mit einer wesentlich tieferen Frequenz und damit einer längeren Belastungsdauer. Dies wird allerdings erkauft durch eine deutliche Erhöhung des enddiastolischen Belastungsvolumens und -drucks, häufig weit über 20 mmHg bzw. einer Tendenz zur Herzinsuffizienz; dies kann durch Verabreichung von Nitraten bzw. Reduktion des venösen Rückflusses und damit des enddiastolischen Volumens weitgehend normalisiert werden (13) (Abb. 13). Eine ähnliche "hämodynamische Verbesserung" wird auch durch Kombination mit einem Kalziumantagonisten erreicht, wobei dieser jedoch keine oder nur sehr geringe Wirkung auf die Erregungsausbreitung bzw. auf die Funktion des Sinus- und AV-Knotens haben sollte, um sich diesbezüglich nicht mit der Wirkung des β-Blockers zu potenzieren. Der Kalziumantagonist führt zwar nicht zu einer so starken Reduktion des venösen Rückflusses wie die Nitrate, hat dagegen jedoch eine stär-

kere und anhaltendere Reduktion der Nachbelastung zur Folge und wirkt überdies noch auf die normale glatte Restmuskulatur in der Stenose und führt schließlich auch zu einer zusätzlichen koronar-arteriolären Vasodilatation bzw. Flußsteigerung, wodurch die Ischämie ebenfalls nachhaltig beeinflußt wird.
Die Frage, welcher β-Blocker in der Therapie der Angina pectoris zu wählen ist, ein kardioselektiver oder nichtselektiver, mit oder ohne intrinsische sympathische Aktivität (ISA), ist schwierig zu beantworten und bleibt in der Mehrzahl der Fälle auch klinisch ohne wesentliche Bedeutung. In der Regel wird ein β-Rezeptorenblocker bevorzugt, welcher noch geringe ISA enthält, vor allem bei älteren Patienten, um die Frequenz nicht allzu sehr zu senken (Schwindel, Müdigkeit usw.) und überdies um die arterioläre Konstriktion bzw. das Überwiegen des α-Tonus im Stenosegebiet selbst in Grenzen zu halten.

Die Vorteile der Verwendung eines β-Rezeptorenblockers bei reiner oder vorwiegender Belastungsangina sind bekannt: Die prophylaktische, antiischämische Wirkung bleibt auf lange Zeit erhalten, ohne daß eine Toleranzerscheinung auftritt. Bei Patienten mit zusätzlicher erheblicher Ruheangina wird jedoch heute ein Kalziumantagonist bevorzugt, evtl. in Kombination mit einem β-Blocker. Dabei ist aber genauestens auf die Häufigkeit der Ruheattacken zu achten; sollten diese unter dem β-Rezeptorenblocker noch zunehmen, so ist dieser sofort abzusetzen. Bei der typischen unstabilen Angina pectoris, bei häufigen Anfällen von Ruheangina mit typischen Ischämiezeichen im EKG, wird man vorzugsweise bzw. ausschließlich einen Kalziumantagonisten verabreichen, evtl. sogar in Kombination mit Nitropräparaten. Ein β-Rezeptorenblocker käme hier nur in dritter Linie und in Kombination zur Anwendung. Die Frage stellt sich heute somit nicht mehr so sehr danach, welcher β-Blocker zu verabreichen sei, sondern ob ein solcher überhaupt indiziert ist und nicht mit anderen antiischämischen Präparaten zu kombinieren sei. Stets ist jedoch dabei vorgängig der klinische Typ der Angina pectoris genauestens festzulegen, Belastungsangina, Ruheangina oder Mischform der Angina bzw. stabile oder unstabile Angina pectoris. Überdies ist auch der Zustand des linksventrikulären Myokards mit zu beachten bzw. die Frage nach dem Vorhandensein einer größeren Infarktnarbe und der möglichen Gefahr einer Herzinsuffizienz zunächst zu klären.

Es ist somit festzuhalten, daß die heutige Therapie der Angina pectoris eine wesentlich differenziertere geworden ist, wobei zwar nach wie vor den β-Rezeptorenblockern eine wesentliche Stellung zukommt, Kombinationsmöglichkeiten mit anderen antiischämischen Medikamenten aber deutlich in den Vordergrund getreten sind.

## Literatur


1. Amende I, Simon R, Hood WP, Lichtlen PR (1979) The effects of the betablocker atenolol and nitroglycerin on left ventricular function and geometry in man. Circulation 60:836

2. Berne RM, Rubio R (1979) Coronary circulation. In: Berne RM, Sperelakis N, Geiger SR (eds) The cardiovascular system. Am. Physiol. Society, Bethesda (Handbook of physiology, vol I: The heart, p 873)

3. Bussmann WD (1981) The role of nitroglycerin in acute myocardial infarction. In: Lichtlen PR, Engel HJ, Schrey A, Swan HJC (eds) Nitrates III. Springer, Berlin Heidelberg New York, p 329

4. Chlup J, Engel HJ, Pretschner P, Lichtlen PR (1981) Das 201-Thallium-Belastungsszintigramm bei Koronarpatienten nach Verabreichung des kardioselektiven Betablockers Atenolol. Kardiol 70:450

5. Coltart DJ, Alderman EL, Amende I, Harrison DC, Webb-Peploe MM (1976) Simultaneous volume and pressure measurements during diastole in patients with coronary artery disease. Evaluation of left ventricular compliance. In: Lichtlen PR (ed) Coronary angiography and angina pectoris. Thieme, Stuttgart, p 152

6. Engel HJ, Hundeshagen H, Lichtlen PR (1980) Prevention of pacing-induced ischemia by propranolol. Changes of regional myocardial blood flow and coronary sinus $O_2$-content. Circulation 62 (Suppl III):296

7. Engel HJ, Lichtlen PR (1981) Beneficial enhancement of coronary blood flow by nifedipine. Comparison with nitroglycerin and beta-blocking agents. Am J Med 17:638

8. Fleckenstein-Grün G, Fleckenstein A (1980) Calcium-Antagonismus, ein Grundprinzip der Vasodilatation. In: Fleckenstein A, Roskamm (Hrsg) Calcium-Antagonismus. Springer, Berlin Heidelberg New York, p 191

9. Gould KL, Lipscomb K (1974) Effects of coronary stenoses on coronary flow reserve and resistance. Am J Cardiol 34:48

10. Leutenegger F, Rafflenbeul W, Gahl K, Walpurger G, Engel HJ, Lichtlen P (1980) Quantitative Koronarangiographie; Dilatation von Koronarstenosen nach Nifedipin. Schweiz Med Wochenschr 110:1070

11. Lichtlen P, Albert H (1970) Zur Wirkung der Beta-Rezeptorenblokkade bei Koronarinsuffizienz. I. Koronare Dynamik unter Propranolol, Messung der Myokarddurchblutung mit Xenon 133. Kardiol 59:193

12. Lichtlen P, Albert H, Spiegel M (1970) Zur Wirkung der Beta-Rezeptorenblockade bei Koronarinsuffizienz. II. Linksventrikuläre Dynamik bei Arbeitsbelastung unter Propranolol und der Kombination von Propranolol und Nitrogylcerin. Kardiol 59:207

13. Lichtlen P (1972) Zur Therapie der Angina pectoris in heutiger Sicht. Krauslaufforsch 61:193

14. Lichtlen P, Amende I. Simon R, Engel HJ, Hundeshagen H (1977) Left ventricular function and regional blood flow after atenolol in normals and patients with coronary artery disease. Postgrad Med J 53 (Suppl III):85

15. Lichtlen PR, Engel HJ (1979) Assessment of regional myocardial blood flowusing the inert gas washout technique. Cardiovasc Radiol 2:203

16. Lichtlen P (1980) Klinik, Diagnostik und Therapie der unstabilen Angina pectoris. Internist 21:636

17. Lichtlen PR (1981) Koronarchirurgie. In: Krayenbühl H, Kübler W (Hrsg) Kardiologie in Klinik und Praxis. Thieme, Stuttgart, S 43.1-43.22

18. Lichtlen PR, Engel HJ, Hundeshagen H (1982) The effect of atrial pacing on coronary blood flow in patients with coronary disease. Springer, Berlin Heidelberg New York, in press

19. Prichard BNC, Gillam PMS (1971) Assessment of propranolol in angina pectoris. Clinical dose response curve and effect on electrocardiogram at rest and on exercise. Br Heart J 33:173

20. Rafflenbeul W, Urthaler F, Russel RO, Lichtlen P, James TN (1980) Dilatation of coronary artery stenoses after isosorbiddinitrate in man. Br Heart J 43:546

21. Rafflenbeul W (1981) Habilitationsschrift

# β-Rezeptorenblocker bei und nach Herzinfarkt *

Å. Hjalmarson

## Einleitung

Herz- und Kreislauferkrankungen gehören zu den Haupttodesursachen in der westlichen Welt. Die Einrichtung kardiologischer Intensivstationen während der 60iger Jahre bewirkte einen Rückgang der Krankenhausmortalität von 40% auf 15-20%. Dieser Rückgang ist hauptsächlich auf die fortlaufende Kontrolle von Arrhythmien sowie auf die Behandlung schwerer Arrhythmieformen, wie beispielsweise Kammerflimmern, Asystolien und AV-Block durch elektrische Konversion, Antiarrhythmika und Schrittmacher zurückzuführen. Auch eine frühzeitigere und aggressivere Behandlung der Herzinsuffizienz kann eine Rolle spielen. Während der letzten 15 Jahre wurde eine große Anzahl Studien veröffentlicht, die gezeigt haben, daß die Infarktgröße in direkter Beziehung zu der Lang- und Kurzzeitmortalität steht. Um das Fortschreiten einer Herz-Kreislauf-Erkrankung zu verhindern, sollte man sich bemühen, eine Behandlung zu finden, die das Auftreten gefährlicher Arrhythmien und das Entstehen ischämischer Schädigungen verhindert. Auf der Suche nach Wirkstoffen zur Verhinderung von Arrhythmien, die einen plötzlichen Herztod verursachen, brachte die Langzeitbehandlung mit den Klasse-I-Antiarrhythmika keinen Erfolg, außerdem gibt es bis heute keine sichere Behandlungsmethode, die eine Entwicklung ischämischer Myokardschäden verhüten kann.

In tierexperimentellen Studien konnte gezeigt werden, daß β-blockierende Substanzen nach prophylaktischer Gabe die Infarktgröße verkleinern und das Auftreten von Kammerflimmern verringern. Seit dem ersten Bericht von Snow (17) aus dem Jahre 1965, wo durch die Gabe von Propranolol während der ersten Wochen nach akutem Myokardinfarkt die Mortalität um etwa 50% gesenkt werden konnte, wurde eine große Anzahl nicht aussagekräftiger und viel später dann auch aussagekräftiger Untersuchungen über den Einfluß der β-Blocker auf die Überlebenschance veröffentlicht. Ziel dieser Präsentation ist, den Wert der β-Blockade bei der Behandlung von Patienten nach Myokardinfarkt im Hinblick auf lang- bzw. kurzzeitige Überlebenschancen zu diskutieren.

## Nicht aussagekräftige Postinfarktstudien

Nach dem ersten Bericht von Snow (17) über seine positiven Ergebnisse mit Propranolol im Hinblick auf die Mortalität beim akuten Myokardinfarkt wurden in den späten 60iger Jahren und Anfang der 70iger Jahre eine Anzahl randomisierter, prospektiver Doppelblindstudien durchgeführt, die jedoch Snows Erkenntnisse nicht bestätigten (3, 4, 6, 11,

*Diese Untersuchung wurde von der nationalen schwedischen Vereinigung gegen Herz- und Thoraxerkrankungen, der Medizinischen Gesellschaft Göteborg und der AB Hässle, Tochtergesellschaft der AB Astra, Schweden, unterstützt

14, 16). Alle diese nicht aussagekräftigen Untersuchungen liefen entweder nur über einen sehr kurzen Zeitraum (<1 Monat) und/oder schlossen nur wenige Patienten ein.

In Tabelle 1 sind alle in letzter Zeit durchgeführten, nicht schlüssigen prospektiven Studien zusammengefaßt. Die erste der in der Tabelle aufgelisteten Studien ist die Internationale Practolol-Multicenterstudie (12, 13) (Tabelle 1), die keinen signifikanten Einfluß auf die Gesamtmortalität aller eingeschlossenen Patienten zeigte. Unter den Patienten, bei denen die Blindbehandlung nicht abgebrochen wurde, soll es eine Reduktion der plötzlichen Herztodesfälle und auch der Gesamtmortalität gegeben haben. Aber nach dem Ausscheiden von fast 800 Patienten waren die Placebo- und Practololgruppen nicht mehr vergleichbar, und somit die angenommenen Ergebnisse vom streng wissenschaftlichen Standpunkt her nicht zu akzeptieren. Obwohl es 2 Veröffentlichungen über diese Studie (12, 13) gibt, steht kein umfassender Bericht zur Verfügung. In einem Rückblick auf diese Studie wurden kürzlich einige neue Informationen publiziert (7). Die daraus übernommene Abbildung 1 zeigt andere Zahlen für die Gesamtmortalität als die aus den Publikationen der Studie aus den Jahren 1975 und 1977 (s. Tabelle 1). Darüber hinaus steht nun erstmals die Gesamtzahl der kardialen Todesfälle für alle randomisierten Patienten zur Verfügung, die von 110 in der Placebogruppe auf 83 in der Practololgruppe gesenkt worden sein soll ($p < 0,04$). Über den Grund für die verspätete Publikation dieser Daten - mehr als 6 Jahre liegen zurück - können nur Vermutungen angestellt werden. Deshalb muß diese Studie als nicht aussagekräftig betrachtet werden.

In einer Studie aus Belfast (5) wurde Practolol vom ersten Tag des Infarkts über eine Periode bis zu 2 Jahren danach verabreicht. Die Daten dieser Studie wurden leider nie veröffentlicht. Beim Vergleich der Practolol- und der Placebogruppe zeigte die Studie zu keiner Zeit eine signifikante Senkung der Mortalität. Eine retrospektive Analyse von 53 Patienten mit initialer Herzfrequenz >100 Schlägen/Min zeigte jedoch eine signifikant niedrigere Mortalität in der Practololgruppe. Da eine Subgruppenanalyse im Design der Prüfung nicht vorgesehen war, könnten die Ergebnisse als nicht aussagekräftig betrachtet werden. Es kann jedoch wertvoll sein, diese Beobachtungen beim Design einer neuen, ähnlichen Studie in Betracht zu ziehen (vgl. 9). Obwohl es eine beträchtliche Anzahl Todesfälle in der Studie gab - insgesamt 87 (s. Tabelle 1) - ist der Grund, weshalb Practolol in der Belfaster Studie die Gesamtmortalität nicht senkte, wegen fehlender Informationen nicht ersichtlich. Vielleicht sind schwerkranke Patienten in die Studie mit aufgenommen worden, was jeder nützlichen Wirkung des Practolols entgegengewirkt haben könnte.

Eine neue Studie über β-Blocker und die Überlebenschance nach Infarkt wurde erst 1979 veröffentlicht. In dieser Untersuchung wurde Alprenolol gleich nach Eintreffen des Patienten in der Klinik verabreicht, zuerst intravenös, anschließend oral über einen Zeitraum von einem Jahr. Die Studie war für 3 Altersgruppen angelegt, die man aufgrund zu erwartender Prognoseunterschiede schon prospektiv bildete. Wie aus Tabelle 1 ersichtlich ist, war die Wirkung auf die Gesamtmortalität bei allen randomisierten Patienten unabhängig vom Alter nicht signifikant. Alprenolol bewirkte jedoch eine signifikante Senkung der Todesfälle bei Patienten, die 65 Jahre oder jünger waren, während es bei Patienten über 65 Jahren ein Trend zu erhöhter Mortalität nach Gabe von Alprenolol gab. Wenn man nicht akzeptiert, daß prospektiv gebildete Untergruppen analysiert werden, muß man diese Alprenololstudie als nicht aussagekräftig betrachten. Da jedoch bekannt ist, daß eine getrennte Analyse der verschiedenen Untergruppen beabsichtigt war, sollten die Ergebnisse über die Patienten aus der jüngeren

Tabelle 1. Nicht aussagekräftige prospektive und randomisierte Studien

| Wirkstoff tgl. Dosis | Anzahl Pat. | Beginn nach AMI | Dauer | Durchschnittl. Alter (Jahre) | Plötzl. Herztod[a] Placebo-aktive Sub. (Anzahl) | Gesamt-todesfälle[a] Placebo-aktive Sub. (Anzahl) | Autoren |
|---|---|---|---|---|---|---|---|
| Practolol 400 mg | 3053 (2282) | 2 Wochen | 14 Monate | 55 (<70) | ? - ? (55-31[c]) | 124-96 (83-54[b]) | Internat. Multicenterstudie (12) |
| Practolol 600 mg | 298 | Tag 1 | 2 Jahre | 63 (32-87) | keine Senkung | 46-41 | Barber et al. (5) |
| Alprenolol 400 mg | 480 | Tag 1 | 1 Jahr | alle Altersgruppen | --- | 64-61 | Andersen et al. (1) |
| Atenolol 100 mg | 388 | Tag 1 | 1 Jahr | alle Altersgruppen | --- | 19-17 | Wilcox et al. (20) |
| Propranolol 120 mg | | | | | | 19-17 | |
| Oxprenolol 120 mg | 315 | Tag 1 | 6 Wochen | alle Altersgruppen | --- | 10-14 | Wilcox et al. (21) |
| Propranolol 120 mg | 720 | 1 Woche | 6 Monate (3-9) | 54 | --- | 27-28 | Baber et al. (2) |

[a] Todesfälle bei allen randomisierten Patienten (Tod trat während der Blindbehandlung ein)

[b] $p < 0{,}05$

[c] $p < 0{,}01$

Tabelle 2. Aussagekräftige prospektive und randomisierte Studien

| Wirkstoff tgl. Dosis | Anzahl Pat. | Beginn nach AMI | Dauer | Durchschnittl. Alter (Jahre) | Plötzl. Herztod[a] Placebo-aktive Sub. (Anzahl) | Gesamt-todesfälle[a] Placebo-aktive Sub. (Anzahl) | Autoren |
|---|---|---|---|---|---|---|---|
| Alprenolol 400 mg | 230 | 4 Wochen | 2 Jahre | 62 (57-67) | 11-3[b] | 14-7 | Wilhelmsson et al. (22) |
| Alprenolol 400 mg | 282 | Tag 1 | 1 Jahr | ≤65 | --- | 29-13[c] | Andersen et al. (1) |
| Timolol 20 mg | 1884 | 1-4 Wochen | 17 Monate (12-33) | 61 (20-17) | 95-47[d] | 152-98[d] | Norwegische Multicenter studie (19) |
| Metoprolol 200 mg | 1395 | Tag 1 | 3 Monate | 60 (40-75) | --- | 62-40[b] | Hjalmarson et al. (9) |
| Propranolol 180-240 mg | 3837 | 1-3 Wochen | 24 Monate | 55 (30-69) | --- | 183-135[c] | β-Blocker-Herzanfall-Versuch (18) |

[a]Todesfälle bei allen randomisierten Patienten (Tod trat während der Blindbehandlung ein)

[b]$p < 0{,}05$

[c]$p < 0{,}01$

[d]$p < 0{,}001$

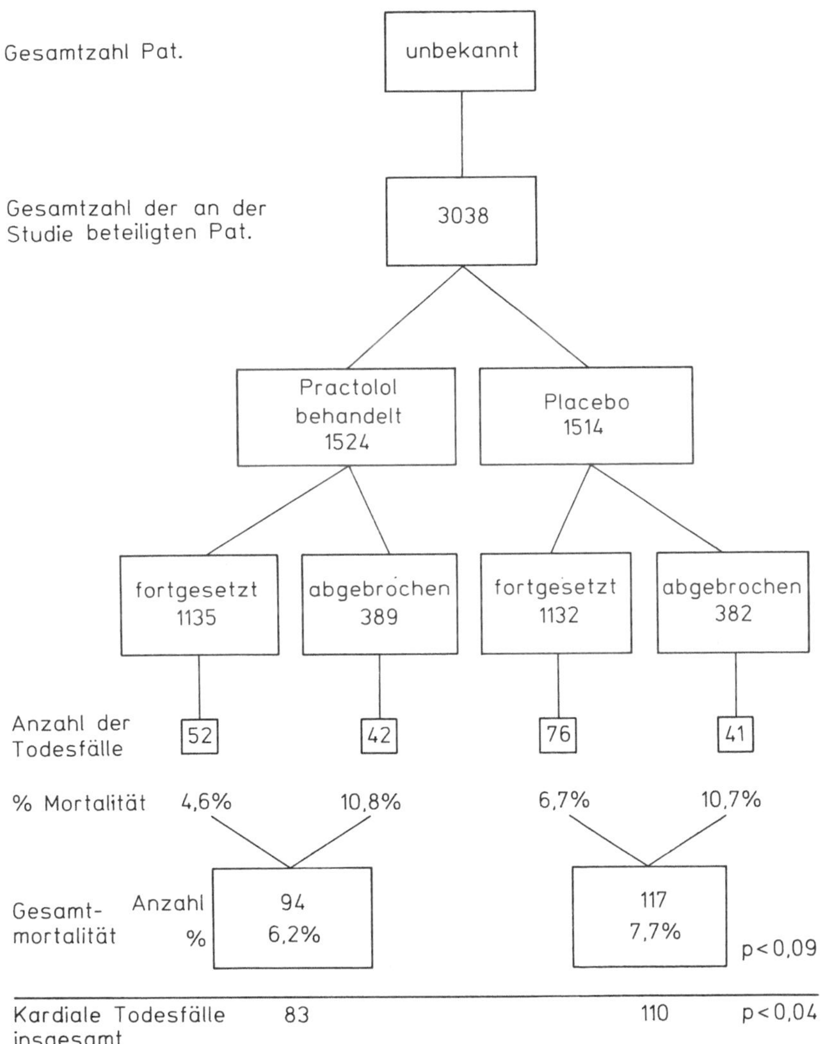


Abb. 1. Patienten-Flußdiagramm der Internationalen Practolol-Multicenterstudie nach Hampton (7)

Gruppe unter den aussagekräftigen Studien (Tabelle 2) aufgelistet werden. Der Grund für die unterschiedlichen Ergebnisse bei jüngeren verglichen mit den älteren Patienten ist wahrscheinlich nicht das Alter allein. Gemäß dem Protokoll galten Bewußtlosigkeit, schwere Hypotension oder ein Rückwärtsversagen in dieser Kopenhagener-Alprenololstudie (1) nicht als Kontraindikationen. Solche Komplikationen treten bei älteren Patienten häufiger auf, das mag der Grund für den Trend zur negativen Wirkung des Alprenolols sein. Weitere detaillierte Daten, die unser gegenwärtiges Bild richtigstellen können, werden von späteren Veröffentlichungen erwartet.

In den Untersuchungen mit Alprenolol, Propranolol und Oxprenolol, von denen Wilcox et al. (20, 21) (Tabelle 1) berichten, wurde nur eine kleine Anzahl Patienten eingeschlossen, die randomisiert 3 Untergruppen zugeführt wurden, in denen sie Placebo, Atenolol und Propranolol über den Zeitraum eines Jahres erhielten bzw. Placebo und Oxprenolol während eines Zeitraums von 6 Wochen. Wie aus Tabelle 1 zu ersehen ist, macht es die geringe Zahl des Todesfälle unmöglich, irgendeine Wirkung der β-Blocker auf die Mortalität zu zeigen. Darüber hinaus wurde eine große Anzahl Patienten aus der Doppelblindstudie herausgenommen, was die Auswertbarkeit zusätzlich erschwert. In der Internationalen Practololstudie (12, 13) wurde darauf hingewiesen, daß Patienten mit Vorderwandinfarkt besonders günstig auf die aktive Behandlung reagicrten. Deshalb wurde eine neue multizentrische Postinfarktstudie (2) begonnen, die 720 Patienten mit Vorderwandinfarkten aus 79 Krankenhäusern einschloß. Wie aus Tabelle 1 hervorgeht, gab es keinen Unterschied zwischen den Gruppen bezüglich der Mortalität. Obwohl es in dieser Studie insgesamt 55 Todesfälle gab, kann eine Reduktion der Mortalität nach Propranolol, die weniger als 50% beträgt, nur als purer Zufall angesehen werden.

## Aussagekräftige Studien

In Tabelle 2 sind alle aussagekräftigen Studien aufgelistet, die eine Senkung der Mortalität durch β-Blockade bei Patienten mit Myokardinfarkt zeigen. Die erste Studie kam 1974 aus Göteborg (22) und zeigte bei einem ziemlich kleinen Patientenkollektiv, daß Alprenolol eine Senkung des plötzlichen Herztods bewirkte und zwar innerhalb von 24 h nach Auftreten der Symptome. Die Patienten waren zwischen 57 und 67 Jahre alt und wurden über einen Zeitraum von 2 Jahren behandelt - gerechnet von etwa der 4. Woche nach Auftreten ihres Infarkts. Obwohl die Mortalität um etwa 50% gesenkt wurde, war dies wegen der geringen Patientenanzahl statistisch nicht signifikant. Die nächste, positive Studie ist die Kopenhagener-Alprenololstudie (1) mit Patienten bis zu 65 Jahren. Dies war die erste Studie, die eine Senkung der Gesamtmortalität bei allen randomisierten Patienten zeigte. Zu kritisieren ist allerdings, daß nur 2 der prospektiv gebildeten Untergruppen (≤65 Jahre alt) einbezogen wurden und daß die Ergebnisse bei den Patienten über 65 Jahre den anderen widersprachen.

1981 wurden 3 Studien mit Timolol, Metoprolol und Propranolol (9, 18, 19) veröffentlicht, bei denen die Anzahl der Patienten und/oder die Mortalitätsrate groß genug waren, um die nützliche Wirkung der β-Blockade auf die Überlebenschance zu demonstrieren. Wie aus Tabelle 2 und den Abbildungen 2-4 ersichtlich ist, zeigen diese Studien eine signifikante Senkung der Gesamtmortalität bei allen randomisierten Patienten. Die Senkung der Gesamtmortalität betrug 36% in der Timolol- und Metoprololstudie (9) und 26% in der Propranololstudie (18). Diese 3 Studien zeigen deutlich, daß die Behandlung von Patienten mit β-Blockern nach Myokardinfarkt die Mortalität beträchtlich senkt; die Senkung der Mortalität in der Metoprololgruppe war bei allen Patienten ähnlich, unabhängig vom Alter, vorangegangenem Myokardinfarkt, oder von chronischer β-Blockade vor Einlieferung in die Klinik (Tabelle 3).
Aus derselben Tabelle ist ersichtlich, daß 92 von 102 Todesfällen bei Patienten mit definitivem Myokardinfarkt auftraten.

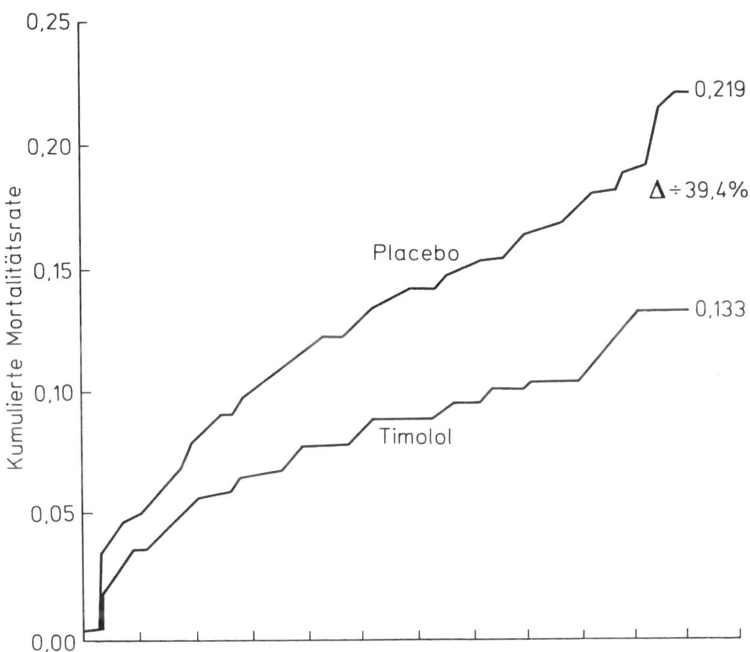


Abb. 2. Kumulierte Gesamtmortalitätsrate aus der Norwegischen Timolol-Multicenterstudie (15) entsprechend der ursprünglichen Behandlungsabsicht

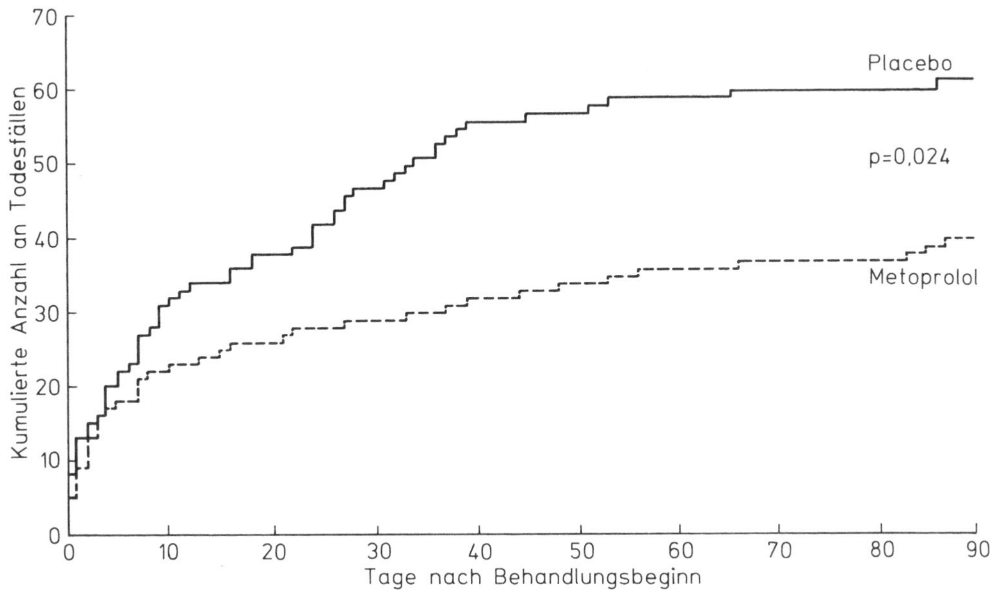


Abb. 3. Kumulierte Anzahl der Todesfälle aus der Göteborger-Metoprololstudie (9) für alle randomisierten Patienten. Die P-Werte wurden gemäß Mantel-Haenszel (10) berechnet

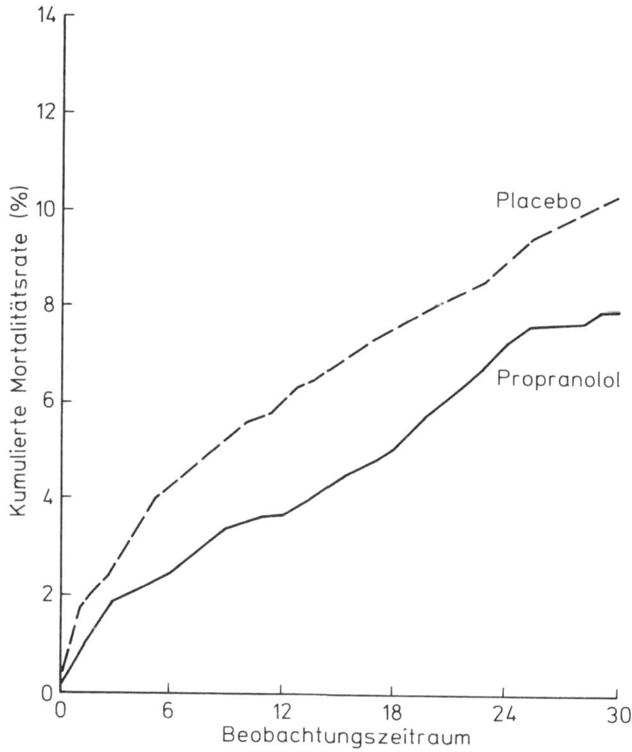


Abb. 4. Kumulierte Gesamtmortalitätsrate der Propranolol-BHAT-Studie (18) entsprechend der ursprünglichen Behandlungsabsicht

Die Placebomortalität in der Metoprololstudie (9) nach 3monatiger Gabe war bei Patienten mit gesichertem Infarkt mit der Placebomortalität in der Timololstudie (19) nach 18 Monaten vergleichbar und höher als die in der Propranololstudie (18) nach 24 Monaten. Das heißt, daß bei den Patienten in der Metoprololstudie ein höheres Mortalitätsrisiko bestand, was darauf zurückzuführen ist, daß in diese Studie Patienten kurz nach Eintreten des Infarkts eingeschlossen wurden. Der Grund für die unterschiedliche Senkung der Mortalität zwischen Metoprolol und Timolol (36%ige Senkung) und Propranolol (26%ige Senkung) mag darin liegen, daß Patientengruppen mit geringerem Risiko in die Propranololstudie einbezogen waren. Es kann jedoch nicht daraus geschlossen werden, daß die unterschiedlichen Eigenschaften der β-Blocker hierfür verantwortlich sind.

## Akutstudien

Unter all den in dieser Präsentation diskutierten Studien zeigten nur die Göteborger Metoprololstudie (9) und - bei Patienten unter 65 Jahren - die Kopenhagener Alprenololstudie (1) eine signifikante Senkung der Mortalität. Die Kopenhagener-Studie (1) wurde kritisiert, weil sie nur für die Patienten, die unter 65 Jahre alt waren, eine signifikante Senkung der Mortalität zeigen konnte. In anderen Akutstudien (vgl. 5) konnte keine Senkung der Mortalität erreicht werden. Diese Studien wurden mit oraler Medikation durchgeführt; um eine mindestens 50%ige Reduktion der Mortalität durch β-Blockade zu zeigen, wurde auf

Tabelle 3. Gesamtzahl der Todesfälle bei allen Patienten, die randomisiert in Untergruppen eingeteilt wurden (9)

| Patientengruppen | Anzahl der Todesfälle/ Pat. (%) in Gruppen | | | | Signifikanz | Wirkung |
|---|---|---|---|---|---|---|
| | Placebo | | Metoprolol | | (p) | (%[a]) |
| Alle Pat. | 62/697 | (8,9) | 40/698 | (5,7) | 0,0298 | 36 |
| Ohne vorherigen Infarkt | 44/539 | (8,2) | 30/550 | (5,5) | 0,1007 | 33 |
| Nach vorherigem Infarkt | 18/158 | (11,4) | 10/148 | (6,8) | >0,20 | 41 |
| Bei Beginn ohne chronische β-Blockade | 46/520 | (8,8) | 30/522 | (5,7) | 0,0706 | 35 |
| Zu Beginn auf chronische β-Blockade | 16/177 | (9,0) | 10/176 | (5,7) | >0,20 | 37 |
| Alter 40-69 Jahre | 51/627 | (8,1) | 32/629 | (5,1) | 0,0389 | 37 |
| Alter 70-74 Jahre | 11/70 | (15,7) | 8/69 | (11,6) | >0,20 | 26 |
| Alter 40-64[b] Jahre | 26/453 | (5,7) | 21/464 | (4,5) | >0,20 | 21 |
| Alter 65-74[b] Jahre | 36/244 | (14,8) | 19/234 | (8,1) | 0,0323 | 45 |
| definiert[b] MI (?) | 56/410 | (13,7) | 36/399 | (9,0) | 0,0460 | 34 |
| undefiniert[b] MI (?) | 6/287 | (2,1) | 4/299 | (1,3) | >0,20 | 36 |

[a] %Prozentuale Reduktion der Mortalität

$$= \frac{\text{(Anteil Mortalität Placebo - Anteil Mortalilät Metoprolol) x 100}}{\text{Anteil Mortalität Placebo}}$$

[b] Analyse der retrospektiv gebildeten Untergruppen

eine angemessene Zahl Risikopatienten verzichtet. Vergleicht man die beiden positiven Akutstudien, die Metoprololstudie aus Göteborg (9) und die Kopenhagener Alprenololstudie (1), so scheint nur die Metoprololstudie eine positive Wirkung auf die Mortalität zu haben, und zwar schon innerhalb von 2 Wochen. Während dieser Zeit bewirkte Metoprolol eine 30%ige Senkung der Mortalität. Dies kann aber nicht als signifikant angesehen werden, da die Zahl der Patienten, die in diese Studie eingeschlossen waren, für eine Analyse nach so kurzer Zeit zu klein war. Außerdem sollte die Studie von der Anlage her nur eine mögliche positive Wirkung nach 3 Monaten Behandlung aufzeigen.

## Andere Akutstudien

In der Göteborger Studie (9) konnte die Infarktgröße durch Metoprololgabe signifikant innerhalb von 12 h nach Auftreten des Brustschmerzes verkleinert werden (17%). Vorläufige, ähnliche Ergebnisse aber für <50% der eingeschlossenen Patienten wurden schon vorher veröffentlicht (8). In der Kopenhagener-Studie (1) ergab sich in einer Teilanalyse für <100 Patienten auch eine Begrenzung der Infarktgröße. Die Metoprololstudie aus Göteborg (9) zeigte ebenso eine signifikant geringere Anzahl Infarkte während der Tage 4-90 in der Metoprololgruppe (35 gegenüber 54 Erst- oder Reinfarkten in der Placebogruppe) ($p<0,05$). Dies stimmt mit den Ergebnissen aus der Timololstudie (19) überein. Darüber hinaus gab es in der Metoprololgruppe verglichen mit der Placebogruppe eine geringere Zahl Patienten mit Kammerflimmern (6:17, $p<0,035$).

## Schlußfolgerungen

Es ist offensichtlich, daß die Mortalität nach einem akuten Myokardinfarkt durch eine prophylaktische β-Blockade reduziert werden kann. Dies wurde übereinstimmend in allen 3 Studien mit Metoprolol, Propranolol und Timolol gezeigt und unterstützt die früheren Beobachtungen bei kleineren Patientengruppen. Zu den anderen Wirkungen der β-Rezeptorenblockade bei der Behandlung von Patienten mit akutem Myokardinfarkt gehören die Reduktion des Brustschmerzes, der ST-Segmenterhöhung, der Infarktgröße und das verminderte Auftreten von späten Infarkten oder Kammerflimmern. Es erscheint gerechtfertigt, den Einsatz von $\beta_1$-rezeptorenblockierenden Mitteln während der Langzeitbehandlung nach einem akuten Myokardinfarkt zu empfehlen, denn nur diese Eigenschaft ist allen β-Blockern, die eine positive Wirkung auf die Mortalität haben, gemein (s. Tabelle 4).

Tabelle 4. Eigenheiten der β-Blocker, die die Senkung der Mortalität beim akuten Myokardinfarkt zeigen

| | $\beta_1$ | $\beta_2$ | ISA | MSE |
|---|---|---|---|---|
| Alprenolol | + | + | + | + |
| Practolol | + | - | + | - |
| Timolol | + | + | - | - |
| Metoprolol | + | - | - | - |
| Propranolol | + | + | - | + |

*ISA*, intrinsische Aktivität
*MSE*, membranstabilisierender Effekt

## Literatur


1. Andersen MP, Bechsgaard P, Frederiksen J, Hansen DA, Jürgensen HJ, Nielsen B, Pedersen F, Pedersen-Bjergaard O, Rasmussen SL (1979) Effect of alprenolol on mortality among patients with definite or suspected acute myocardial infarction. Lancet II:865
2. Baber NS, Wainwright Evand D, Howitt G, Thomas M, Wilson C, Lewis JA, Dawes PM, Handler K, Tuson R (1980 Multicentre postinfarction trial of propranolol in 49 hospitals in the United Kingdom, Italy, and Yugoslavia. Br Heart J 44:96
3. Balcon R, Jewitt DE, Davies JPH, Oram S (1966) A controlled trial of propranolol in acute myocardial infarction. Lancet II:917
4. Barber JM, Murphy FM, Merrett JD (1967) Clinical trial of propranolol in acute myocardial infarction. Ulster Med J 36:127
5. Barber JM, Boyle D McC, Chaturvedi NC, Singh N, Walsh MJ (1975) Practolol in acute myocardial infarction. Acta Med Scand Suppl 587:213
6. Clausen J, Felsby M, Schønau Jøorgensen F, Lyager Nielsen B, Roin J, Strange B (1966) Absence of prophylactic effect of propranolol in myocardial infarction. Lancet II:920
7. Hampton JR (1981) Beta blockade and the secondary prevention of myocardial infraction. Acta Med Scand 210 (Suppl 651):219
8. Hjalmarson Å, Ariniego R, Herlitz J, Homberg S, Målek I, Swedberg K, Waagstein F, Waldenström A, Waldenström J, Vedin A, Wilhelmsen L, Wilhelmsson C (1979) Limitation of infarct size in man by the beta$_1$-blocker metoprolol. Circulation 60:2
9. Hjalmarson Å, Elmfeldt D, Herlitz J, Holmberg S, Målek I, Nyberg G, Rydén L, Swedberg K, Vedin A, Waagstein F, Waldenström A, Waldenström J, Wedel H, Wilhelmsen L, Wilhelmsson C (1981) Effect on mortality of metoprolol in acute myocardial infarction. A double-blind randomised trial. Lancet II:823
10. Mantel N, Haenszel W (1959) Statistical aspects of the analysis of data from retrospective studies of disease. J Natl Cancer Inst 22:719
11. Multicenter Trial (1966) Propranolol in acute myocardial infarction. Lancet II:1435
12. Multicentre International Study (1975) Improvement in prognosis of myocardial infarction by long-term beta-adrenoceptor blockade using practolol. Br Med J III:735
13. Multicentre International Study (1977) Supplementary report: Reduction in mortality after myocardial infarction with long-term beta-adrenoceptor blockade. Br Med J III:419
14. Norris RM, Caughey DE, Scott PJ (1968) Trial of propranolol in acute myocardial infarction. Br Med J II:398
15. Pedersen T (1981) The Norwegian multicenter study on timolol after myocardial infarction - design, management and results on mortality. Acta Med Scand 210 (Suppl 651):235
16. Reynolds JL, Whitlock RMI (1972) Effects of a beta-adrenergic receptor blocker in myocardial infarction treated for one year from onset. Br Heart J 34:252
17. Snow PJD (1965) Effect of propranolol in myocardial infarction. Lancet II:551

18. The Beta-Blocker Heart Attack Trial (BHAT) (1981) JAMA 246/18: 2073

19. The Norwegian Multicenter Study Group (1981) Timolo-induced reduction in mortality and reinfarction in patients surviving acute myocardial infarction. N Engl J Med 304:801

20. Wilcox RG, Roland JM, Banks DC, Hampton JR, Mitchell JRA (1980) RAndomized trial comparing propranolol with atenolol in immediate treatment of suspected myocardial infraction. Br Med J 280: 885

21. Wilcox RG, Rowley JM, Hampton JR, Mitchell JRA, Rowland JM, Banks DC (1980) Randomised placebo-controlled trial comparing oxprenolol with disopyramide phosphate in immediate treatment of suspected myocardial infarction. Lancet II:765

22. Wilhelmsson C, Vedin JA, Wilhelmsen L, Tibblin G, Werkö L (1974) Reduction of sudden deaths after myocardial infarction by treatment with alprenolol. Lancet II:1157

# β-Rezeptorenblocker bei Kardiomyopathien

F. Waagstein

Die Prognose bei dilatierter Kardiomyopathie und schwerer Herzinsuffizienz ist extrem schlecht und steht mit dem Ausmaß der Myokardbeteiligung in Zusammenhang, was aus Herzgröße, Ejektionsfraktion und histologischen Veränderungen geschlossen werden kann (1, 3, 6). Eine Pharmakotherapie scheint prognostisch nur von begrenztem Wert zu sein, obwohl sich bei einem Teil der Patienten, der gut auf akute Vasodilatatortherapie reagierte, die langfristige Überlebenschance verbessert haben mag.

Seit 1973 werden in Göteborg β-Blocker bei der Behandlung von Patienten mit kongestiver Kardiomyopathie (COCM) verwandt. Anlaß dieser paradoxen Behandlungsart bei stark herabgesetzter systolischer Myokardfunktion waren die Beobachtungen bei Patienten mit ischämischer Herzkrankheit, Tachykardie und plötzlich auftretenden Lungenödemen.

Vier Patienten mit ischämischer Herzkrankheit und mit einem oder mehreren Infarkten in der Krankengeschichte wurden mit supraventrikulärer Tachykardie, Sinustachykardie und plötzlich auftretenden Lungenödemen in die Notaufnahme eingeliefert. Alle waren mit Digitalis und Diuretika gegen die Stauungsinsuffizienz chronisch vorbehandelt. Das Lungenödem sprach auf die herkömmliche Behandlung mit Diuretika, Morphin, Theophyllamin, Druckmanschette ebensowenig an wie auf elektrische Konversionsversuche. Nach Gabe von 6-20 mg Practolol i.v. konnte innerhalb von Minuten eine dramatische Verbesserung der Linksinsuffizienz bei gleichzeitiger Herzfrequenzsenkung festgestellt werden (Abb. 1).

Der Wirkmechanismus der β-Blocker in diesen Fällen ist nicht klar, aber hypothetisch kann bei diesen Patienten die durch die hohe Herzfrequenz gesteigerte Ventrikelsteifigkeit und der dadurch gesteigerte Füllungsdruck schädlich sein (Tabelle 1). Durch β-Blockade könnte dieser Prozeß umgekehrt werden (Tabelle 2). Man vermutet, daß die Ischämie bei diesen Patienten für den Rückgang der Compliance verantwortlich ist. Wenn man Patienten mit COCM, schwerer Insuffizienz und Tachykardien mit β-Blockern behandelte, reagierten diese sofort mit Reduktion von Dyspnoe und anderen klinischen Zeichen einer Insuffizienz, parallel dazu mit einer Senkung der Herzfrequenz. Die sofortige günstige Wirkung kann man durch eine ähnliche Reaktion auf β-Blockade, wie beispielsweise bei ischämischer Herzkrankheit, erklären. Laufende Studien bei Patienten mit COCM haben laut einiger Autoren (z.B. 4) gezeigt, daß eine Tachykardie die Laktatausscheidung beträchtlich senkt, ohne eine Laktatproduktion zu provozieren. Unsere eigenen Erfahrungen aus einer begrenzten Anzahl Untersuchungen zeigen aber nur eine leichte Laktatreduktion während schneller Vorhof- oder Ventrikelstimulation, im Gegensatz zu den Beobachtungen bei Gesunden wurde aber regelmäßig eine Erhöhung des Füllungsdrucks beobachtet.

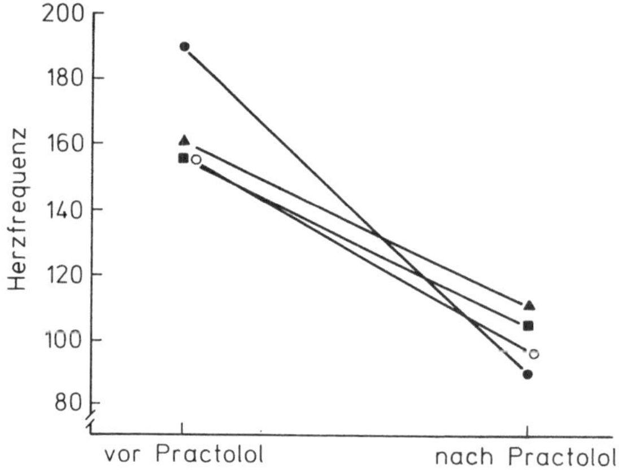


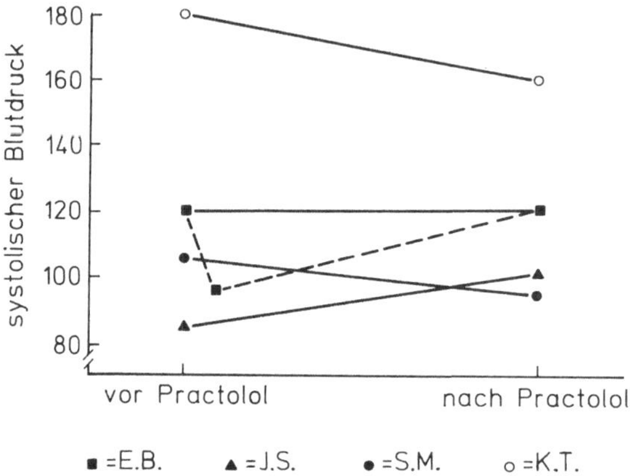


Abb. 1. Wirkung von Practolol bei akutem Myokardinfarkt mit Tachykardie und Stauungsinsuffizienz des Herzens

Bei Patienten mit COCM kommt es nach Gabe des selektiven β-Blockers Metoprolol in einer Dosis von 15 mg i.v. zu einer Senkung der Herzfrequenz und zu einem leichten Rückgang des systolischen Blutdrucks, jedoch zu keiner signifikanten Veränderung des Füllungsdrucks oder des Schlagvolumens (Abb. 2). Der sofortige metabolische Effekt äußert sich in einer Reduktion des myokardialen $O_2$-Verbrauchs parallel zur Senkung der Herzfrequenz und des Druck-Frequenz-Produkts, obwohl die akute β-Blockade das enddiastolische Volumen bei diesen Patienten erhöhte (9). Eine Steigerung der Compliance konnte damit erklärt werden, daß sich die Spannung nicht erhöhte und somit kein Anstieg des myokardialen Sauerstoffverbrauchs verursacht wurde. Die Ventrikelsteifigkeit scheint durch β-Blockade bei COCM akut reduziert zu werden.

Tabelle 1

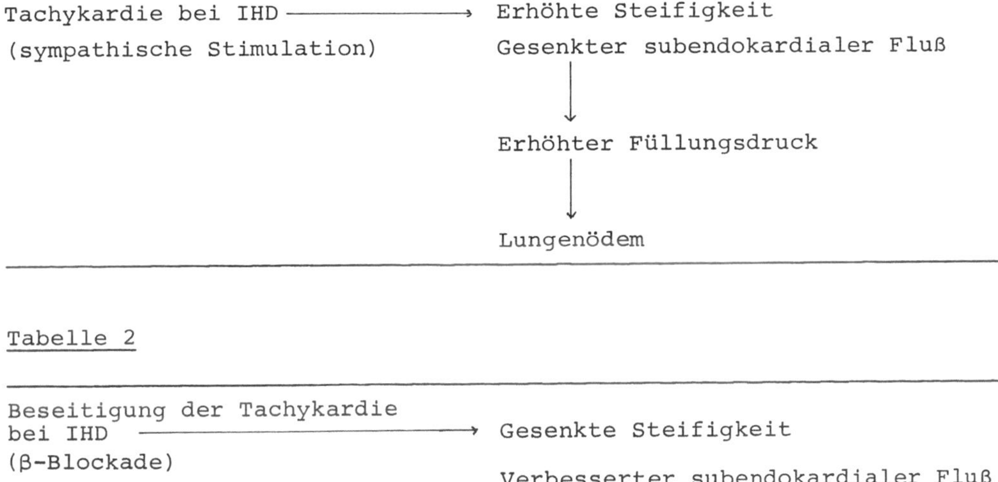


Tabelle 2

Beseitigung der Tachykardie bei IHD (β-Blockade) → Gesenkte Steifigkeit

Verbesserter subendokardialer Fluß

↓

Gesenkter Füllungsdruck

↓

Rückgang des Lungenödems

Unter β-Blocker-Langzeitbehandlung reagierten einige COCM-Patienten sehr günstig mit einer Verbesserung der Insuffizienzstufe (nach NYHA) und mit einer Zunahme der Ejektionsfraktion sowie einer röntgenologisch nachgewiesenen Verkleinerung des linken Vorhofs, des linken Ventrikels und der Herzgröße insgesamt. Ebenso wurden eine Normalisierung der pathologischen Pulskurven, ein Verschwinden oder eine Verminderung der zusätzlichen Töne und Zeichen der Verringerung des Rückstroms aufgrund der Mitral- und Trikuspedalinsuffizienz beobachtet. Einige Patienten werden jedoch keine Verbesserung, sondern eher eine dramatische Verschlechterung nach einigen Tagen unter β-Blockade zeigen. In Einzelfällen muß die β-Blockertherapie abgebrochen werden, sonst kann der β-Blocker durch zeitweilige Dosisreduktion und unter langsamer Dosissteigerung weiter verabreicht werden, wodurch möglicherweise eine Verbesserung der Myokardfunktion erzielt werden kann. Die Abbildungen 3 und 4 zeigen Verbesserungen der Insuffizienzstufen bei 28 Patienten nach 6 bzw. 24 Monaten, was darauf hindeutet, daß eine Verbesserung im Krankheitsbild auch nach 6 Monaten Behandlungsdauer noch möglich ist. Kein Patient starb in direkter Abhängigkeit zur β-Blockade, denn diese Substanz wurde abgesetzt, wenn sich der Zustand des Patienten weiter verschlechterte. Die meisten der späten Todesfälle unter den COCM-Patienten, die mit β-Blockern behandelt wurden, waren plötzliche Herztodesfälle.

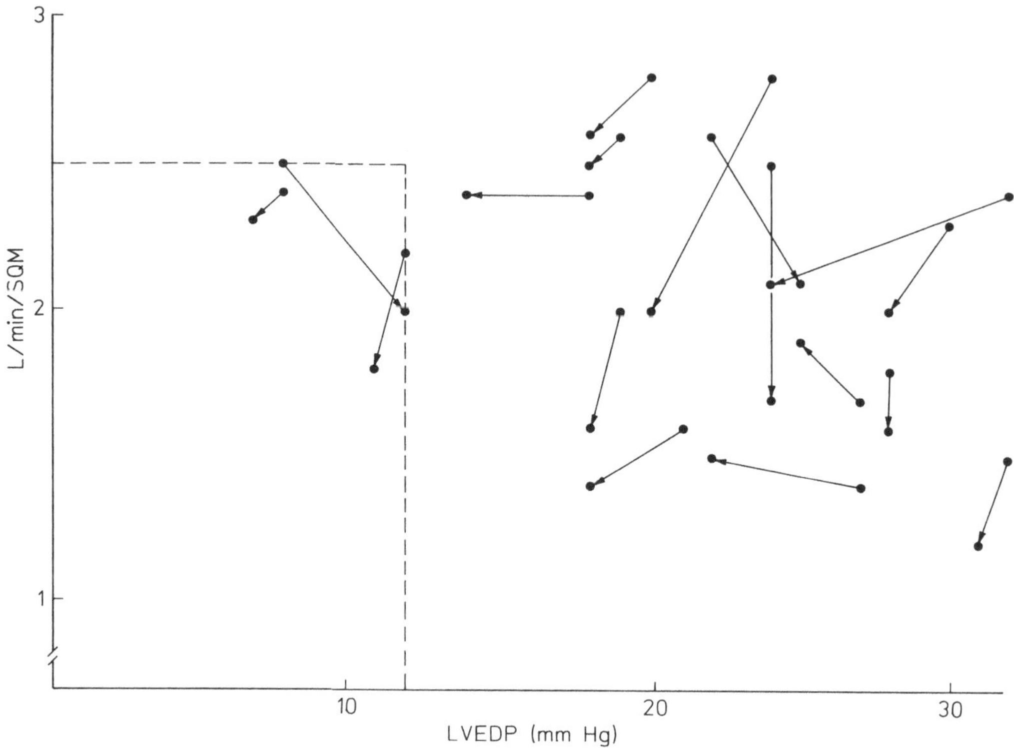


Abb. 2. Hämodynamische Wirkung von Metoprolol bei kongestiver Kardiomyopathie in Ruhe

Bei Patienten mit extrem niedriger systolischer Myokardfunktion sollte ein Therapieversuch mit β-Blockern nur in Kliniken, unter sorgfältiger Monitorkontrolle erfolgen. Fortlaufende EKG's, Doppler-Phonokardiogramm sowie Pulskurven scheinen bei der Patientenbeobachtung ebenso wichtig zu sein, wie in schwierigen Fällen bei der Entscheidung, ob man die β-Blockertherapie stoppt oder weiterführt. Patienten der Insuffizienzstufe III werden generell einige Tage nach Beginn der β-Blockertherapie wieder entlassen. Die Einstellung auf die Erhaltungsdosis kann auch ambulant erfolgen.

In einer Patientenuntergruppe wurde unter sorgfältiger Beobachtung und nichtinvasiver Kontrolle der kardialen Funktion versucht, die chronische β-Blockerbehandlung nach 26 Monaten (zwischen 6-50 Monaten) abzubrechen. Bei 6 von 15 Patienten wurde während weniger Tage bzw. Wochen ein Rückfall zur Herzinsuffizienz festgestellt, bei den verbleibenden Patienten wurde eine Zunahme des 3. Herztons und der schnellen Ventrikelfüllung beobachtet, ebenso auch eine signifikante Reduktion der Ejektionsfraktion (8). Einige Patienten waren mit dem Absetzen des β-Blockers nicht einverstanden, da es nach einigen Tagen β-Blockerbehandlung zu einer Abnahme ihrer Dyspnoe gekommen war.

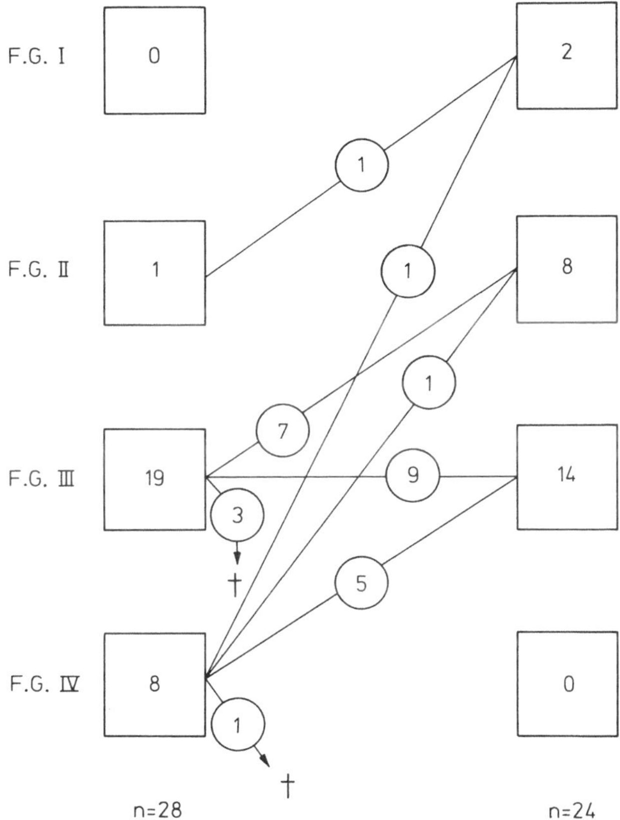


Abb. 3. Wirkung auf Insuffizienzstufen bei kongestiver Kardiomyopathie nach 6 Monaten β-Blockerbehandlung

Zusammenfassend kann man sagen, daß die chronische β-Blockerbehandlung bei den fortgeschrittenen Formen der dilatierten Kardiomyopathie eine wichtige Alternative bietet, die in einigen Fällen auch dramatische Verbesserungen mit sich bringt. Die Verschlechterung des Krankheitsbilds nach Absetzen der β-Blocker beweist, daß bei einem Teil der Patienten der Hauptgrund für die dilatierte Kardiomyopathie in einer pathologischen Reaktion des Myokards auf sympathische Stimulation liegen kann.

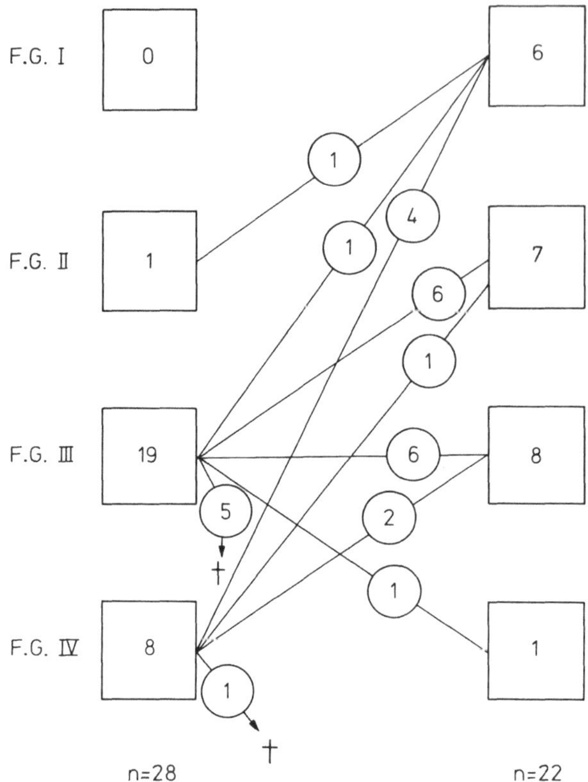


Abb. 4. Wirkung auf Insuffizienzstufen bei kongestiver Kardiomyopathie nach 24 Monaten β-Blockerbehandlung

## Literatur

1. Fuster V, Gersh BJ, Giuliani ER, Tajik AJ, Brandenburg RO, Frye RL (1981) The natural history of idiopathic dilated cardiomyopathy. Am J Cardiol 47:525

2. Ikram H, Chan W, Bennett SI, Bones PJ (1979) Haemodynamic effect of acute beta-adrenergic receptor blockade in congestive cardiomyopathy. Br Heart J 42:311

3. Kuhn H, Breithardt G, Knieriem H-J, Köhler E, Lösse B, Seipel L, Loogen F (1978) Prognosis and possible resymptomatic manifestations of congestive cardiomyopathy (COCM). Postgrad Med J 54:451

4. Kuhn H, Lösse B, Boch H, Becker R, Hort W (1982) Prognosis of patients with congestive cardiomyopathy (COCM) - therapeutic, haemodynamic, morphologic and metabolic aspects. In: Hjalmarson Å, Goodwin J, Olsen ECG (eds) Congestive cardiomyopathy. AB Hässle, Mölndal, Sweden. Lindgren & Söner (in press)

5. Massie B, Ports T, Chatterjee K, Parmley W, Ostland J, O'Young J, Haughom F (1981) Long-term vasodilator therapy for heart failure: Clinical response and its relationship to hemodynamic measurements. Circulation 63:269

6. Swedberg K, Hjalmarson Å, Waagstein F, Wallentin I (1979) Prolongation of survival in congestive cardiomyopathy during treatment with beta-receptor blockade. Lancet I:1374

7. Swedberg K, Hjalmarson Å, Waagstein F, Wallentin I (1980) Beneficial effects of long-term beta-blockade in congestive cardiomyopathy. Br Heart J 44:117

8. Swedberg K, Hjalmarson Å, Waagstein F, Wallentin I (1980) Adverse effects of beta-blockade withdrawal in patients with congestive cardiomyopathy. Br Heart J 44:134

9. Waagstein F, Swedberg K, Hjalmarson Å, Wallentin I (1982) Possible role of catecholamines in congestive heart failure: Acute and long-term effect of beta-blockade indicating a negative infuence of catecholamines in congestive cardiomyopathy. In: Hjalmarson Å, Goodwin J, Olsen ECG (eds) Congestive cardiomyopathy. AB Hässle, Mölndal, Sweden. Lindgren & Söner (in press)

# Bedeutung der β-Rezeptorenblocker für die Behandlung von Herzrhythmusstörungen

B. Lüderitz

## Einleitung

Neben den klassischen Antiarrhythmika haben bei der Therapie tachykarder Rhythmusstörungen die β-Rezeptorenblocker in neuerer Zeit zunehmend an Bedeutung gewonnen. Derzeit sind in der Bundesrepublik Deutschland weit über 20 verschiedene β-Blockerpräparate - mit teilweise gleicher Wirksubstanz - im Handel, nicht mitgerechnet die Kombinationspräparate, die β-Sympathikolytika enthalten. Bei der Therapie der Angina pectoris, der essentiellen Hypertonie und des hyperkinetischen Herzsyndroms sind vor allem die spezifischen β-sympathikolytischen Eigenschaften wesentlich. Die antiarrhythmischen Effekte der β-Blocker dürften dagegen nicht nur auf der β-Sympathikolyse beruhen, sondern wohl auch auf den unspezifischen Membranwirkungen.

Trotz gewisser substanzspezifischer Unterschiede kommen in antiarrhythmischer Hinsicht den einzelnen β-Rezeptorenblockern keine differentialtherapeutisch gravierenden Unterschiede zu. Daraus ergibt sich für die Arrhythmiebehandlung der Vorteil, bei Unverträglichkeit bzw. Nebenwirkungen des einen β-Blockers auf einen andern übergehen zu können, ohne dem Patienten therapeutische Chancen vorzuenthalten. Die mittlere Dosierung liegt z.B. für Propranolol bei 80-120 mg tgl. p.o. Bei antianginöser und antihypertensiver Indikation sind gelegentlich wesentlich höhere Dosierungen notwendig. Bei der oralen Verabfolgung ist jedoch die quantitative Wirkungscharakteristik der einzelnen Substanzen zu berücksichtigen. Für eine intravenöse Applikation von β-Blockern besteht im allgemeinen keine Notwendigkeit. Außerhalb der Klinik wäre die intravenöse Gabe ohnehin wegen der zu befürchtenden Nebenwirkungen kontraindiziert.

## Wirkungsspektrum

Abgesehen von einer symphathikomimetischen Eigenwirkung einzelner Substanzen (z.B. Acebutolol, Alprenolol, Oxprenolol, Pindolol) unterscheiden sich die β-Rezeptorenblocker hinsichtlich ihrer negativen Inotropie, ihrer Kardioselektivität und ihrer für die antiarrhythmische Therapie möglicherweise relevanten "chinidinartigen" Membranwirkung. Die lokalanästhetischen, kardiodepressiven, antiarrhythmischen und zentralen Effekte der β-Blocker gelten als unspezifische Wirkungen. - Die klinisch relevanten kardiodepressiven Eigenschaften, die alle β-Blocker besitzen, sind sowohl auf die β-Sympathikolyse, wie auf unspezifische Membranwirkungen zu beziehen. Die (unspezifische) kardiodepressive Eigenwirkung wird auf einen Kalziumantagonismus zurückgeführt. Bei der Therapie der Angina pectoris, der essentiellen Hypertonie und des hyperkinetischen Herzsyndroms sind vor allem die spezifischen β-sympathikolytischen Eigenschaften wesentlich. Die antiarrhythmische Wirkung beruht dagegen nicht nur auf der β-Sympathikolyse, die einem gesteigerten sympathischen Antrieb entgegenwirkt, sondern z.T. wohl auch auf den unspezifischen Membranwirkungen (s. oben). Therapeutisch wichtig ist die Kardioselektivität einer β-blockierenden Substanz, d.h. die Eigenschaft, die β-Rezeptoren des Herzens zu beeinflussen, bei nur unbeträchtlicher Wirkung auf die anderer Organe.

Propranolol gilt als der am stärksten negativ-inotrop wirksame β-Blocker. Pindolol und Oxprenolol besitzen nur eine geringe kardiodepressive Wirkung. Alprenolol und Acebutolol kommt die stärkste sympathikomimetische Eigenwirkung zu. Timolol ist ein nichtselektiver β-Blocker mit einer geringen intrinsischen sympathischen Aktivität und einer membranstabilisierenden Wirkung, die der von Propranolol, Oxprenolol und Alprenolol vergleichbar ist (6).

## Elektrophysiologie

β-Rezeptorenblocker verhindern Veränderungen des Membranpotentials durch Katecholamine und wirken damit der Entstehung katecholaminbedingter Arrhythmien entgegen. Einige β-Blocker (Propranolol, Alprenolol) besitzen zusätzlich direkte Membranwirkungen, die unabhängig von der β-Rezeptorenblockade antiarrhythmisch wirksam sein können.

Die *Sinusfrequenz* des Herzens wird durch Propranolol um etwa 10-20% herabgesetzt; gelegentlich kommt es unter therapeutischer Dosierung auch zu schweren Bradykardien (4). Durch vegleichende Untersuchungen von d-Propranolol (das nur membranwirksam ist, ohne β-rezeptorenblockierend zu wirken) und dl-Propranolol konnte gezeigt werden, daß die Wirkung auf den Sinusknoten ein β-blockierender Effekt ist, der von der Membranwirkung unabhängig ist. Inwieweit diese Ergebnisse auf den erkrankten Sinusknoten zu übertragen sind, ist noch ungeklärt. Bei Patienten mit Sinusknotensyndrom kann es jedenfalls in ausgeprägtem Maße nach Propranololgabe zur Bradykardie kommen (7).

Im *AV-Knotenareal* schwächen β-Blocker die Effekte einer sympathischen Stimulation ab. Bei konstanter Herzfrequenz (atriale Stimulation) führen β-rezeptorenblockierende Dosen von Propranolol zu einer PQ-Verlängerung, die einer A-H-Zunahme im His-Bündel-Elektrogramm entspricht. Auch bei therapeutischer Dosierung von Propranolol kann es zum Auftreten atrioventrikulärer Leitungsblockierungen kommen. Die AV-Leitungsverzögerung dürfte dabei auf den die β-Rezeptoren blockierenden Eigenschaften und nicht auf direkten Membraneffekten beruhen (13). Propranolol verlängert sowohl die funktionelle als auch die effektive Refraktärzeit des AV-Knotens. Diese Wirkung ist klinisch insofern wichtig, als durch Propranolol damit nicht nur die ventrikuläre Antwort auf schnelle Vorhofrhythmen vermindert wird, sondern auch eine kreisende Erregung im AV-Knoten als Ursache einer paroxysmalen supraventrikulären Tachykardie terminiert werden kann. Beim Wolff-Parkinson-White-Syndrom führen β-Rezeptorenblocker im Bereich der akzessorischen Leitungsbahn zu keiner Leitungsverzögerung und Refraktärzeitverlängerung. Bei simultaner Erregung der Ventrikel über das normale AV-Überleitungsgewebe und den Bypass vergrößert Propranolol das Ausmaß der Präexzitation (11).

Auf das spezifische *ventrikuläre Leitungsgewebe* haben β-Rezeptorenblocker in therapeutischer Dosierung keine signifikanten Wirkungen hinsichtlich Leitungsgeschwindigkeit und Refraktärperiode (13).

Am *Ventrikelmyokard* zeigen β-Blocker ebenso wie an den übrigen kardialen Strukturen antiadrenerge Wirkungen. Tierexperimentell wird unter Propranolol (und unter Oxprenolol) eine Abnahme der maximalen Anstiegsgeschwindigkeit des Aktionspotentials deutlich, die auf eine verminderte Erregungsleitungsgeschwindigkeit hinweist.

## Indikationen

Die Indikation der β-Rezeptorenblocker konzentriert sich auf Arrhythmien im Rahmen einer Sympathikotonie: Sinustachykardie, Vorhofextrasystolie, Vorhofflimmern und Vorhofflattern, paroxysmale supraventrikuläre Tachykardie sowie ventrikuläre Extrasystolie (Tabelle 1). Somit erweisen sich die β-Sympathikolytika als wichtiges Adjuvans für die klassische antiarrhythmische Therapie. Naturgemäß ist die Anwendung von β-Rezeptorenblockern in jedem Einzelfall indikationsbezogen zu prüfen. Dies gilt besonders für die Sinustachykardie, die mannigfache Ursachen haben kann. Ist ein hyperkinetisches Herzsyndrom als wesentlicher Kausalfaktor anzunehmen, so erweist sich meist ein β-Sympathikolytikum als wirksam. Besonders eindrucksvoll ist die Wirkung von β-Blockern bei der Hyperexzitationstachykardie. Vorhofextrasystolen sind nur bei klinischer Relevanz behandlungsbedürftig. Eine Indikation für β-Rezeptorenblocker ist bei supraventrikulärer Extrasystolie im Rahmen einer koronaren Herzkrankheit gegeben. β-Blocker können sich auch als vorteilhaft erweisen, wenn der Extrasystolie eine Digitalisintoxikation zugrunde liegt.

Bei Vorhofflimmern und Vorhofflattern sind vor allem tachysystolische Formen therapiepflichtig, wobei nach Digitalisierung die zusätzliche Gabe von β-Blockern effektiv sein kann. Eine Konversion in Sinusrhythmus gelingt nur in wenigen Fällen. Bei Hyperthyreose sind mit β-Blockern therapeutische Erfolge bei Vorhofflimmern und Vorhofflattern mit schneller Überleitung zu erzielen. Nützlich erscheinen β-Blocker vor allem auch als Additivantiarrhythmikum zusätzlich zu differenten Substanzen wie Mexiletin, Propafenon und Disopyramid.

## Nebenwirkungen, Kontraindikationen

Die unerwünschten *Nebenwirkungen*, welche nur teilweise auf der spezifischen β-Sympathikolyse beruhen, sind von der Wirkungscharakteristik des jeweiligen β-Blockers und der Vorschädigung bestimmter Organe abhängig (Tabelle 2). Unspezifische Nebenwirkungen sind Schwindel, Müdigkeit, Nausea, Diarrhö, Mundtrockenheit, Pollakisurie, Exanthem, Konjunktivitis, Parästhesien und gelegentlich Sehstörungen.

Tabelle 1. β-Rezeptorenblocker bei Herzrhythmusstörungen

| |
|---|
| Sympathikotonie, "Streß" |
| Koronare Herzkrankheit |
| Hyperthyreose |
| Phäochromozytom |
| Subaortenstenose |
| Pharmaka (iatrogen) |
| - Glykoside |
| - Trizyklische Substanzen |
| - Larodopa |

Tabelle 2. Nebenwirkungen der β-Rezeptorenblocker (unspezifisch)

| |
|---|
| Parästhesien |
| Mundtrockenheit |
| Nausea, Erbrechen |
| Halluzinationen |
| Depressionen, Alpträume |
| Thrombozytopenische Purpura |
| Leukopenie |
| Hämolytische Anämie |
| Alopezie |
| Exanthem |
| Obstipation, Durst |

*Kontraindikationen.* Bei Asthma bronchiale und anderen obstruktiven Lungenerkrankungen sollten keine β-Blocker gegeben werden. Auch mit den sog. kardioselektiven β-Rezeptorenblockern ist hier Vorsicht geboten, da dosisabhängig eine Verstärkung des obstruktiven Bildes möglich ist. Bei manifester Herzinsuffizienz gelten β-Blocker wegen der negativ-inotropen Wirkung allgemein als kontraindiziert. Unter kontrollierten Bedingungen können jedoch β-Blocker bei gleichzeitiger Digitalisierung verabreicht werden (Tabelle 3).

Tabelle 3. Kontraindikationen für β-sympathikolytische Substanzen

1. Absolut
   - Manifeste Herzinsuffizienz
   - Asthma bronchiale
   - Pathologische Bradykardie
   - Sinusknoten-Syndrom
   - SA-Block, AV-Block
   - Schocksyndrom
   - Metabolische Azidose
   - Gravidität
2. Relativ
   - Diabetes mellitus
   - Hypothyreose
   - Raynaud-Syndrom

Wegen der bekannten elektrophysiologischen Eigenschaften (s. oben) sollte auf β-Blocker bei allen Formen von atrioventrikulären Leitungsstörungen wie auch beim Sinusknotensyndrom verzichtet werden. Von Sotalol, einem nichtkardioselektiven β-Blocker ohne intrinsische sympathikomimetische und membranstabilisierende Wirkung wurden Intoxikationen mit Zunahme des QT-Intervalls und schweren Tachyarrhythmien mitgeteilt. Die Eigenschaft, das QT-Intervall zu verlängern, kommt offenbar anderen β-Blockern nicht zu (3, 5). Als relative Kontraindikationen gelten Spontanhypoglykämie und der insulinpflichtige Diabetes mellitus.

## Reinfarktprophylaxe

Auf Grund prospektiver Studien mit β-Rezeptorenblockern empfehlen sich einige Substanzen zur Reinfarktprophylaxe (1, 2, 9, 10, 12) (Tabelle 4). Inwieweit der Rückgang des plötzlichen Herztods nach akutem Myokardinfarkt durch β-Rezeptorenblocker auf eine Suppression letaler Arrhythmien zurückzuführen ist, kann jedoch derzeit noch nicht entschieden werden (12). Als mögliche Kausalfaktoren kommen neben der Verkleinerung des Infarktareals die Verminderung katecholamininduzierter Tachyarrhythmien in Frage sowie die antiarrhythmischen Sekundäreffekte der β-Rezeptorenblocker.

Tabelle 4. Prospektive Studien mit β-Rezeptorenblockern in Hinblick auf die Beeinflussung des plötzlichen Herztods. (Nach Manz et al. (8))

| | Patienten | Dauer (Monate) | Gesamtmortalität | | | Plötzliche Todesfälle | | |
|---|---|---|---|---|---|---|---|---|
| | | | Placebo | Verum | p | Placebo | Verum | p |
| Alprenolol 1974 | 230 | 24 | 14 | 7 | ns | 11 | 2 | <0,05 |
| Practolol 1975 | 3038 | 3-12 | 117 | 94 | ns | 52 | 30 | <0,02 |
| Alprenolol 1979 | 480 | 12 | 64 | 61 | ns | - | - | |
| | (<65 J. 282 | 12 | 29 | 13 | <0,01) | | | |
| Propranolol 1980 | 720 | 9 | 27 | 28 | ns | - | - | |
| Timolol 1981 | 1884 | 12-17 | 152 | 98 | <0,001 | 95 | 47 | <0,001 |

## Schlußfolgerungen

β-Rezeptorenblocker stellen in der Therapie von Herzrhythmusstörungen eine wesentliche Bereicherung der medikamentösen Möglichkeiten dar. In elektrophysiologischer Hinsicht verhindern sie katecholaminbedingte Veränderungen des Membranpotentials der kardialen Einzelfaser. Unter klinischen Bedingungen wirken β-sympathikolytische Substanzen Arrhythmien entgegen, die auf einer adrenergen Stimulation beruhen. Damit konzentriert sich der Indikationsbereich auf Herzrhythmusstörungen im Rahmen einer Sympathikotonie (Sinustachykardie, Vorhofextrasystolen, Vorhofflimmern und Vorhofflattern, paroxysmale supraventrikuläre Tachykardien und ventrikuläre Extrasystolie). Sinustachykardien beim hyperkinetischen Herzsyndrom sprechen besonders gut auf β-Blocker an. Bei einer Belastungsextrasystolie im Rahmen einer koronaren Herzkrankheit kann ebenfalls die Indikation für β-Blocker gegeben sein. Auch die Extrasystolie als Folge einer Digitalisintoxikation läßt sich gelegentlich mit β-sympathikolytischen Substanzen erfolgreich angehen. Bei tachysystolischen Formen von Vorhofflimmern und Vorhofflattern ist neben Digitalis der Einsatz von β-Blockern gerechtfertigt. Beim Vorhofflimmern mit schneller Überleitung bei Hyperthyreose ist, abgesehen von der Therapie des Grundleidens, die Betablockertherapie angezeigt. Der Stellenwert der β-Blocker innerhalb der Differentialtherapie von Herzrhythmusstörungen ist aus der Tabelle 5 zu ersehen. - Bei Überdosierung bzw. Intoxikation mit β-blockierenden Substanzen hat sich Glukagon hinsichtlich Herzfrequenz und Hämodynamik als das Mittel der Wahl erwiesen.

Tabelle 5. β-Rezeptorenblocker in der Differentialtherapie von Herzrhythmusstörungen

| | |
|---|---|
| Sinustachykardie | Sedierung, Glykoside, β-Blocker |
| Sinusbradykardie | Atropin, Alupent, Schrittmacher |
| Supraventr. E.S. | Ajmalin, β-Blocker, Verapamil<br>Chinidin, Disopyramid |
| Supraventr. Tachykardie | Sedierung, Vagusreiz, Verapamil, β-Blocker<br>Glykoside, Chinidin, Ajmalin, Aprindin<br>Disopyramid, Elektrotherapie |
| Vorhofflattern/ -flimmern | Glykoside, Chinidin, Verapamil<br>β-Blocker, Elektrotherapie |
| SA-, AV-Block, Bradyarrh. Absol. | Elektr. Schrittmacher |
| Ventr. E.S. | Lidocain, Ajmalin, Chinidin, β-Blocker<br>Diphenylhydantoin, Aprindin, Disopyramid<br>Lorcainid, Propafenon, Mexiletin, (Tocainid) |
| Kammertachykardie | Lidocain, Ajmalin, Aprindin, Propafenon<br>Elektrotherapie |
| Kammerflimmern | Defibrillation (200-400 Ws) |

## Zusammenfassung

β-Rezeptorenblocker stellen in der Therapie von Herzrhythmusstörungen eine wesentliche Bereicherung der medikamentösen Möglichkeiten dar. Sie wirken Arrhythmien entgegen, die auf adrenerger Stimulation beruhen. Damit konzentriert sich der Indikationsbereich auf Herzrhythmusstörungen im Rahmen einer Sympathikotonie, z.B. Sinustachykardie, Vorhofextrasystolen, Vorhofflimmern und Vorhofflattern, paroxysmale supraventrikuläre Tachykardien und ventrikuläre Extrasystolie. Bei der Belastungsextrasystolie im Rahmen einer koronaren Herzkrankheit kann die Indikation für β-Blocker gegeben sein. Auch bei Vorhofflimmern mit schneller Überleitung bei Hyperthyreose ist, abgesehen von der Therapie des Grundleidens, die β-Blockertherapie angezeigt. Bei Überdosierung bzw. Intoxikation mit β-blockierenden Substanzen hat sich Glukagon hinsichtlich Herzfrequenz und Hämodynamik als Mittel der Wahl erwiesen.

## Literatur

1. Andersen MP, Bechsgaard P, Frederiksen J. Hansen DA, Jürgensen HJ, Nielsen B, Pedersen F, Pedersen-Bjergaard O, Rasmussen SL (1979) Effect of alprenolol on mortality among patients with definite or suspected acute myocardial infarction. Lancet II:866
2. Baber NS, Wainwright Evans D, Howitt G, Thomas M, Wilson C, Lewis A, Dawes PM, Handler K, Tuson R (1980) Multicentre postinfarction trial of propranolol in 49 hospitals in the United Kingdom, Italy, and Yugoslavia. Br Heart J 44:96
3. Elonen E, Neuvonen PJ, Tarssanen L, Kala R (1979) Sotalol intoxication with prolonged Q-T interval and severe tachyarrhythmias. Br Med J I:1184
4. Gibson D, Sowton E (1960) The use of beta-adrenergic receptor blocking drugs in dysrhythmias. Progr Cardiovasc Dis 12-16
5. Laakso M, Pentikäinen PJ, Pyörälä K, Neuvonen PJ (1981) Prolongation of the Q-T interval caused by sotalol - possible association with ventricular tachyarrhythmias. Eur Heart J 353:358
6. Lüderitz B (1978) Betarezeptorenblocker bei kardialen Rhythmusstörungen. Internist 19:532
7. Lüderitz B (1981) Therapie der Herzrhythmusstörungen. Leitfaden für Klinik und Praxis. Springer, Berlin Heidelberg New York
8. Manz M, Hasford J, Lüderitz B (1981) Erfahrungen bei der Planung einer randomisierten Doppelblindstudie mit Antiarrhythmika. In: Victor N, Dudeck J, Broszio EP (Hrsg) Therapiestudien. Springer, Berlin Heidelberg New York
9. Multicentre International Study (1975) Improvement in prognosis of myocardial infarction by long-term beta-adrenoreceptor blockade using practolol. Br Med J 735:740
10. Norwegian Multicenter Study Group (1981) Timolol-induced reduction in mortality and reinfarction in patients surviving acute myocardial infarction. N Engl J Med 14:801
11. Rosen KM, Barwolf C, Ehsani A, Rahimtoola SH (1972) Effects of lidocaine and propranolol on the normal and anomalous pathways in patients with preexcitation. Am J Cardiol 30:801
12. Wilhelmsson C, Vedin JA, Wilhelmsen L, Tibblin G, Werkö L (1974) Reduction of sudden deaths after myocardial infarction by treatment with alprenolol. Lancet II:1157

13. Wit AL, Hoffman BF, Rosen MR (1975) Electrophysiology and pharmacology of cardiac arrhythmias. IX. Cardiac electrophysiologic effects of beta adrenergic receptor stimulation and blockade. Part C. Am Heart J 90:795

# β-Rezeptorenblocker in der Hochdruckbehandlung mit besonderer Berücksichtigung ihrer kardioprotektiven Wirkung

L. Hansson

## Einleitung

Der Nutzen der blutdrucksenkenden Behandlung bei Patienten mit maligner Hypertonie wurde zuerst vor mehr als zwei Jahrzehnten gezeigt (6). Später ist der Nutzen der Behandlung bei dieser schweren Form der Hypertonie in zahlreichen Studien bestätigt worden. Unsere eigenen neuen Ergebnisse weisen darauf hin, daß dank der verbesserten Behandlung und Pflege bei 75% der Patienten eine Überlebenszeit von 5 Jahren erzielt werden kann (8). Obwohl dies eine dramatische Besserung der Prognose bei dieser schweren Erkrankung darstellt, die vor nur ein paar Jahrzehnten einen unveränderlichen tödlichen Verlauf hatte, ist die Behauptung berechtigt, daß erheblich mehr Interesse der Behandlung nichtmaligner Formen der Hypertonie gewidmet wird. Bei der Behandlung von Patienten mit leichteren Formen der Hypertonie ohne Symptome, ist es von absolut grundlegender Bedeutung, daß solche Wirkstoffe verwendet werden, die zur Langzeitbehandlung geeignet sind, d.h. z.B. nur geringe und leichte Nebenwirkungen haben. Da die β-Rezeptorenblocker - mit den meisten anderen Formen der Hypertoniebehandlung verglichen - vorteilhaft sind, ist die Annahme berechtigt, daß die häufige Verwendung von β-Blockern zur Hypertoniebehandlung die allgemeine Anerkennung dieser Vorteile von seiten der Ärzte widerspiegelt.

Wie weiter unten besprochen werden soll, besitzen die β-Blocker und die Thiaziddiuretika eine etwa gleichwertige blutdrucksenkende Wirkung. Die durch β-Blocker verursachten Nebenwirkungen sind jedoch im allgemeinen weniger stark ausgeprägt. Ferner ist es offensichtlich, daß die β-Blocker auch von älteren Hypertoniepatienten eingenommen werden können. Schließlich könnte in der Frage der kardioprotektiven Wirkung zusätzlich zu der blutdrucksenkenden, die bisher bei der Hypertoniebehandlung noch nicht mit Gewißheit bewiesen worden ist, ein weiterer Vorteil der β-Blocker gegenüber den Diuretika liegen.

## Hintergrund

Åhlquist schlug 1948 eine Einteilung der Sympathikuswirkungen in die durch α- und β-Rezeptorenstimulation übermittelten Wirkungen vor (1). Im Jahre 1958 wurde ein weiterer Fortschritt auf diesem Gebiet erzielt, als durch die Verwendung von Dichlorisoproterenol erstmals die pharmakologische Blockade der β-Rezeptoren erreicht wurde (12). Die ersten Arbeiten über die blutdrucksenkende Wirkung der β-Rezeptorenblocker bei Hypertoniepatienten wurden 1964 veröffentlicht. Die blutdrucksenkende Wirkung dieser Substanzen wurde damals nicht völlig akzeptiert und die β-Rezeptorenblockerbehandlung der Hypertonie nahm einen recht zögernden Anlauf. Zwei Untersucher, Prichard und Gillam, verdienen besondere Erwähnung, weil sie mit großer Beharrlichkeit eine Anzahl interessanter Arbeiten auf diesem Gebiet veröffentlichten. Die wichtigste Arbeit war vielleicht die 1969 publizierte Langzeitstudie mit Propranolol an 109 Hypertoniepatienten über einen Zeitraum bis zu 3,5 Jahren (11).

Unsere ersten Studien mit β-Blockern bei der Hypertonie waren von Prichard und Gillam inspiriert worden. Wir zeigten in einer Serie von 159 Patienten, daß die β-Blockade eine effektive blutdrucksenkende Wirkung hervorrief (5). In Übereinstimmung mit den frühen britischen Prüfungen stellten wir fest, daß die Nebenwirkungen relativ gering und leicht waren. Die fehlende orthostatische oder Belastungshypotonie waren offensichtliche Verbesserungen im Vergleich zu den Sympathikolytika, z.B. Guanethidin oder Bethanidin, die in den 60er Jahren breite Verwendung fanden.

## Wirksamkeit

Mehrere vergleichende Studien zwischen β-Blockern und Diuretika zur Behandlung der Hypertonie sind durchgeführt worden. Sowohl Propranolol (10) als auch Alprenolol (3) sind mit Diuretika verglichen und als etwa gleichwertig wirksam beurteilt worden. Dies ist heute wohl allgemein akzeptiert, und Unterschiede in der blutdrucksenkenden Wirkung, z.B. zwischen β-Blockern und Diuretika würden kaum das Hauptkriterium bei der Wahl zwischen dem einen und anderen Präparat darstellen.

## Nebenwirkungen

Ein Faktor, der zu dem gegenwärtigen Stand der β-Rezeptorenblocker bei der Behandlung der Hypertonie unzweifelhaft in großen Ausmaßen beiträgt, sind die relativ wenigen und vergleichsweise leichten Nebenwirkungen (Tabelle 1). Die anfänglichen Bedenken, daß eine allgemeine Anwendung der β-Blocker bei der Hypertonie schwere Komplikationen, z.B. in Form von Herzinsuffizienz oder Obstruktionen der Atemwege verursachen würde, sind nicht erhärtet worden. Besonders hat die Verwendung von $\beta_1$-selektiven Substanzen während der letzten Jahre das Risiko für schwere Nebenwirkungen auf ein Mindestmaß gebracht. Es ist beachtenswert, daß die große MRC[1]-Prüfung, die sich auf mehr als 23000 Patientenjahre bezieht, neulich über Vorteile für die β-Rezeptorenblokker im Vergleich zu den Diuretika berichtete (9). Es ist besonders bemerkenswert, daß die verschlechterte Glucosetoleranz fast dreimal so häufig in der Thiazidgruppe wie in der β-Blockergruppe der MRC-Prüfung vorkam. Auch Impotenz kam in der mit Thiazid behandelten Gruppe viel häufiger vor, als in der mit β-Blocker behandelten.

Nach 5 Jahren war bei 17,1% der Männer die Bendrofluazidbehandlung abgesetzt worden, verglichen mit 12,8% der Frauen ($p < 0{,}05$). Der Unterschied beruhte hauptsächlich auf dem häufigeren Vorkommen von Impotenz und von Gicht bei den Männern.

## Behandlung von älteren Patienten

Es ist immer schwer, "ältere Patienten" in wissenschaftlichen Termini zu fassen. Offensichtlich ist das chronologische Alter in dieser Hinsicht ein schlechter Parameter. Andererseits, ist es nicht leicht, eine anwendbare Variable zur Schätzung des biologischen Alters anzugeben. Wenn man jedoch die physiologischen Veränderungen betrachtet, die mit zunehmendem Alter stattfinden, wie z.B. eine verminderte Barorezeptorempfindlichkeit, die zu einem erhöhten Risiko für orthostatische

---

1 *MRC*, Medical Research Council working party on mild to moderate hypertension

Tabelle 1. Nebenwirkungen, die während des ersten Behandlungsjahrs bei 666 männlichen Patienten zum Absetzen der blutdrucksenkenden Behandlung (Diuretikum oder β-Rezeptorenblocker) führten (Nach Werkö (13))

| β-Rezeptorenblockergruppe | (Fallzahl = 325) | |
|---|---|---|
| Nebenwirkung | Zahl der Patienten, die das Präparat absetzten | |
| Magen-Darm | 7 | |
| Schlafstörungen | 6 | |
| Atemwegsobstruktion | 2 | |
| Bradykardie | 1 | |
| Verschiedenes | 10 | |
| Insgesamt | 26 | (8%) |
| **Diuretikagruppe** | **(Fallzahl = 341)** | |
| Nebenwirkung | Zahl der Patienten, die das Präparat absetzten | |
| Serum-Kalium <3,4 mmol/l | 22 | |
| Serum-Harnstoff >8,5 mg/100 ml | 7 | |
| Gicht | 3 | |
| Diabetes mellitus | 4 | |
| Verschiedenes | 10 | |
| Insgesamt | 46 | (14%) |

Hypotonie führt, wird es deutlich, daß die β-Rezeptorenblocker auch bei den Älteren eine wirksame Behandlung der Hypertonie darstellen (2) (Tabelle 2).

Es ist häufig angenommen worden, daß das Nebenwirkungsrisiko der β-Blocker bei älteren Patienten erhöht ist. Nicht veröffentlichte Beobachtungen an etwa 500 Patienten, die mit Metoprolol behandelt wurden, unterstützen nun nicht die Ansicht, daß die Nebenwirkungen mit dem Alter zunehmen. Ein vor kurzem erschienener Bericht über mehrere β-Blocker, die mehr als 6000 Patienten verabreicht wurden, zeigte wieder keine Anzeichen eines zunehmenden Auftretens von Nebenwirkungen im höheren Alter (7). Deshalb scheint es, als ob die β-Blocker genauso gut bei älteren Patienten wie bei Patienten jüngeren oder mittleren Alters verwendet werden können.

Tabelle 2. β-Rezeptorenblockade bei der Hypertonie. Nebenwirkungen im Verhältnis zum Alter. (Nach Cruickshank (6))

| | Alter | Fallzahl | (%) |
|---|---|---|---|
| Sämtliche Nebenwirkungen | ≤60 | 782/3443 | 23 |
| | 61-69 | 489/1783 | 27 |
| | ≥70 | 212/811 | 26 |
| Müdigkeit | ≤60 | 250/3443 | 7 |
| | 61-69 | 166/1783 | 9 |
| | ≥70 | 68/811 | 8 |
| Kalte Extremitäten | ≤60 | 119/3443 | 3 |
| | 61-69 | 56/1783 | 3 |
| | ≥70 | 8/811 | 1 |
| Schwindel | ≤60 | 195/3443 | 6 |
| | 61-69 | 131/1783 | 7 |
| | ≥70 | 63/811 | 8 |

## Kardioprotektive Wirkung

Wir veröffentlichten 1978 Ergebnisse einer Untersuchung, die auf einem Kollektiv männlicher Patienten mittleren Alters aus Göteborg basierte. Mehr als 600 von diesen Patienten wurden in unserer Hypertonieklinik behandelt. Demgegenüber standen fast 400 Patienten, die nicht behandelt wurden. Etwa 80% der behandelten Patienten erhielten β-Blocker. Nach 72 Monaten der Behandlung war es möglich, eine 50%ige Reduktion der tödlich oder nicht tödlich verlaufenden Infarkte in der behandelten Gruppe zu zeigen (4). Es war unmöglich, eine Schlußfolgerung zu ziehen, warum dieser auffallende Unterschied auftrat, weil die Studie nicht placebo-kontrolliert war. Auch waren die Patienten nicht zur Behandlung oder Nichtbehandlung randomisiert worden. Dennoch verleitet dieser Befund zu der Überlegung, daß eine Behandlung mit β-Rezeptorenblockern zusätzlich zu einer blutdrucksenkenden Wirkung auch eine kardioprotektive Wirkung bieten könnte. Die Wirksamkeit der β-Blocker in dieser Hinsicht ist an Postinfarktpatienten deutlich gezeigt worden. Die erste positive Doppelblindstudie in dieser Indikation wurde 1974 von Wilhelmsson et al. veröffentlicht, die Alprenolol im Vergleich zu Placebo verwendeten (14) (Tabelle 3). Später sind positive Studien veröffentlicht worden, in denen die Wirksamkeit von Alprenolol bestätigt worden ist. Weitere Studien haben auch gezeigt, daß Practolol, Timolol und Metoprolol bei Postinfarktpatienten die Mortalität verringern.

Vor diesem Hintergrund scheint es logisch zu sein, daß eine ähnliche kardioprotektive Wirkung erwartet werden kann, wenn β-Blocker zur Hypertoniebehandlung verschrieben werden. Es muß jedoch darauf hingewiesen werden, daß solide wissenschaftliche Beweise noch nicht vorliegen. Eine gut geplante, groß angelegte Prüfung, deren Zielsetzung

Tabelle 3. Ergebnisse der Göteborger Studie mit Alprenolol. (Nach Wilhelmsson et al. (14))

| | Alprenolol | Placebo | |
|---|---|---|---|
| Nichttödliche Reinfarkte | 16 | 18 | n.s. |
| Plötzliche Todesfälle | 3 | 11 | $p \leq 0{,}05$ |
| Sämtliche Todesfälle | 7 | 14 | n.s. |

*n.s.*, nicht signifikant

der Vergleich der Wirkungen von Diuretika und β-Rezeptorenblockern auf die Häufigkeit des Herzinfarkts ist, ist zur Zeit im Gange. Bis zum Abschluß dieser Prüfung bleibt diese Frage unentschieden.

## Zusammenfassung

Die β-Rezeptorenblocker haben heute einen etablierten Platz in der Hypertoniebehandlung. In vielen Zentren (weltweit) sind sie die Therapie der ersten Wahl bei zuvor nicht behandelten Hochdruckpatienten. Einige der Punkte, die zu dieser Entwicklung geführt haben, werden in der vorliegenden Übersicht besprochen. Ferner werden einige kurze Kommentare zur β-Blockerbehandlung von älteren Hochdruckpatienten gegeben. Besonders berücksichtigt werden die Möglichkeiten, eine kardioprotektive, zusätzlich zu der blutdrucksenkenden Wirkung, zu erzielen, wenn die Hypertonie mit β-Blockern behandelt wird.

## Literatur


1. Åhlquist RP (1948) A study of the adrenotropic receptors. Am J Physiol 153:586
2. Amery A, Hansson L, Andrén L, Gudbrandsson T, Sivertsson R, Svensson A (1981) Hypertension in the elderly. Acta Med Scand 210:221
3. Bengtsson C (1972) Comparison between alprenolol and chlorthalidone as antihypertensive agents. Acta Med Scand 191:433
4. Berglund G, Wilhelmsen L, Sannerstedt R, Hansson L, Andersson O, Sivertsson R, Wedel H, Wikstrand J (1978) Coronary heart disease after treatment of hypertension. Lancet I:1
5. Björk S, Sannerstedt R, Angervall G, Hood B (1960) Treatment and prognosis in malignant hypertension. Clinical follow-up study of 93 patients on modern medical treatment. Acta Med Scand 166:175
6. Cruickshank JM (1981) Beta-blockers, bradycardia and adverse effects. Acta Therapeutica 7:309
7. Gudbrandsson T, Hansson L, Herlitz H, Andrén L (1979) Malignant hypertension - Improving prognosis in a rare disease. Acta Med Scand 206:495
8. Hansson L, Malmcrona R, Olander R, Rosenhall L. Westerlund A, Åberg H, Hood B (1972) Propranolol in hypertension. Report on 158 patients treated up to one year. Klin Wochenschr 50:364

9. Medical Research Council Working Party on Mild to Moderate Hypertension (1981) Adverse reactions to bendrofluazide and propranolol for the treatment of mild hypertension. Lancet II:539

10. Paterson JW, Dollery CT (1966) Effect of propranolol in mild hypertension Lancet II:1148

11. Prichard BNC, Gillam PMS (1969) Treatment of hypertension with propranolol. Br Med J I:9

12. Powell, CE, Slater IH (1958) Blocking of inhibitory adrenergic receptors by a dichloro analogue of isoproterenol. J Pharmacol Exp Ther 122:480

13. Werkö L (1975) The place of beta-adrenergic blocking drugs in the treatment of mild to moderate hypertension. In: Berglund G, Hansson L, Werkö L (eds) Pathophysiology and management of arterial hypertension. Lindgren & Sons, Mölndal, Sweden, p 228

14. Wilhelmsson C, Vedin A. Wilhelmsen L. Tibblin G, Werkö L (1974) Reduction of sudden deaths after myocardial infarction by treatment with alprenolol. Lancet II:1157

# Belastungsblutdruck unter β-Rezeptorenblockade

I.-W. Franz

## Bedeutung der Belastungsblutdrücke als vaskulärer Risikofaktor

Es kann kein Zweifel darüber bestehen, daß die arterielle Hypertonie die Arteriosklerose beschleunigt. Dustan (8) hat 1977 die Mechanismen zusammengefaßt, über welche die Hypertonie zu wirken scheint. Als wichtigster Mechanismus ist dabei der hohe intraarterielle Druck anzusehen. Zweitens könnten Endothelläsionen, welche durch abnorme, die Hypertonie begleitende Fließeigenschaften des Bluts zustandekommen, ursächlich beteiligt sein. Einen dritten Mechanismus könnte die erhöhte Permeabilität des Endothels aufgrund erhöhter Konzentrationen zirkulierender Katecholamine oder anderer vasoaktiver Substanzen darstellen.

Von wesentlicher Bedeutung sind die Ausführungen von Nerem u. Cornhill (27), die in ihrer Übersichtsarbeit "Hemodynamic and atherogenesis" auf die Bedeutung der die Gefäßwand belastenden Scherkräfte bei der Entstehung der Arteriosklerose hingewiesen haben. Übersteigen diese Scherkräfte, die durch die Gefäßanatomie und hauptsächlich durch die Rhythmik und vor allen Dingen die Stärke des Blutflusses - also besonders durch die Belastungsblutdrücke - bestimmt werden, ein gewisses Ausmaß, so kann es zu Verletzungen des Gefäßendothels kommen. Zusätzlich können durch den gleichen Mechanismus auch die Reparaturvorgänge an der Gefäßwand negativ beeinflußt werden. Darüber hinaus könnte aber auch neben der direkten Gefäßschädigung die Beeinträchtigung physiologischer und biochemischer Prozesse in der Gefäßwand, möglicherweise aufgrund einer durch die Scherkräfte hervorgerufenen Gewebshypoxie, Wegbereiter der Arteriosklerose sein.

Auf die Bedeutung selbst kleinster Gefäßalterationen als prädisponierende Faktoren für degenerative Erkrankungen hat auch Berry (4) hingewiesen und deshalb eine konsequente Frühbehandlung gefordert.

Nach Epstein et al. (9) ist es wahrscheinlich, daß der hohe intraarterielle Druck als der wichtigste schadenverursachende Faktor bei der arteriellen Hypertonie anzusehen ist. Wenn man davon ausgeht, daß somit die Druckbelastung selbst den hauptschädigenden Faktor für das Gefäßsystem darstellt, so dürften die Belastungsblutdrücke einen wichtigen Faktor für die Entstehung der Arteriosklerose darstellen (16, 21, 23, 35).

Dieses gilt um so mehr, wenn man berücksichtigt, daß Hochdruckkranke schon bei kleinsten alltäglichen Belastungen exzessive Blutdruckanstiege aufweisen. So beschrieben Bachmann et al. (1) das Verhalten von 20 Hochdruckkranken, deren mittlerer Stehdruck von nur 163/103 mm Hg schon beim Spazierengehen auf 214/117 mm Hg und beim Treppensteigen in den 4. Stock sogar auf 240/126 mm Hg anstieg. Das Ausmaß dieser Blutdruckanstiege wird besonders dann deutlich, wenn man zum Vergleich die Werte des Normalkollektivs beim Spazierengehen und Treppensteigen mit 144/87 mm Hg bzw. 169/93 mm Hg betrachtet. Auch die von Krönig (23) bei den Hochdruckkranken des WHO-Stadiums II und

III gemessenen Blutdruckwerte während des Gehens zu ebener Erde von 182,1/101,5 bzw. 225,4/121,9 mm Hg weisen eindringlich auf die Tatsache hin, daß überhöhte Belastungsblutdruckwerte keineswegs durch extreme körperliche Leistungen, sondern durch kleinste alltägliche körperliche Belastungen hervorgerufen werden. So bewirkte das Treppensteigen beim WHO-Stadium II und III einen mittleren Blutdruckanstieg auf 212,2/106,5 bzw. 257,1/131,6 mm Hg (23).

Einen eindrucksvollen Hinweis auf die pathophysiologische Bedeutung der Belastungsblutdrücke ergeben auch die Untersuchungen von Taylor (35). Schon kleinste isometrische Kontraktionen mit nur 30% der maximal erreichbaren Leistung in Form von "hand grip" über 2 min führten zu exzessiven Blutdruckanstiegen auf 260/140 mm Hg. Wurde eine isometrische Kontraktion mit einer dynamischen Belastung kombiniert, z.B. das Tragen einer 30 Pfund schweren Handtasche während des Gehens zu ebener Erde, so resultierten daraus Blutdrücke bis zu 250/200 mm Hg. Auch andere alltägliche Verrichtungen, wie z.B. der Stuhlgang, führten zu deutlichen Blutdruckspitzen (23, 35).

Aber auch psychische Belastungen führen zu erheblichen Anstiegen des Blutdrucks. Ein von Brod et al. (6) durchgeführter Rechenstreß an essentiellen Hypertonikern führte zu einer Steigerung des Blutdrucks von 185,3/110,9 auf 217,9/132,2 mm Hg, wogegen das normotensive Vergleichskollektiv nur mit einem Anstieg von 126,2/75,7 auf 138,2/87,2 mm Hg reagierte. Untersuchungen von Zerzawy et al. (37) und Schulte (31) zeigen darüber hinaus, daß die relativen Blutdruckanstiege, hervorgerufen durch körperlichen und psychischen Streß, gut miteinander vergleichbar sind.

Es ist sehr wahrscheinlich, daß die während der Ergometrie gemessenen Belastungsblutdrücke ein gutes Maß für die Reaktion auf physischen und wahrscheinlich auch auf psychischen Streß (31) darstellen. Somit käme der ergometrischen Blutdruckkontrolle eine prognostische Bedeutung zu, indem *akute* und *chronische* Folgeerkrankungen der arteriellen Hypertonie besser abgeschätzt werden könnten.

Es kann kein Zweifel daran bestehen, daß Hochdruckpatienten mit koronarer Herzkrankheit durch die überhöhten Belastungsblutdrücke bezüglich einer myokardialen Ischämie besonders gefährdet sind. Das heißt, die Messung des Blutdrucks während Ergometrie bei Patienten mit manifesten oder noch okkulten Koronarstenosen kann die Gefahr einer akuten myokardialen Ischämiereaktion durch die Aufdeckung überhöhter Blutdrücke und die Einleitung therapeutischer Konsequenzen senken.

Dieses gilt ganz besonders für alle jene Personen, die zum einen in ihrem Beruf körperlichen Belastungen ausgesetzt sind und zum anderen für die große Gruppe der Patienten, die an präventiven und ganz besonders an rehabilitativen Trainingsprogrammen, z.B. nach Herzinfarkt, teilnehmen. Die Beurteilung der Belastungshypertonie und deren Therapie gewinnt somit auch eine praktische Bedeutung bei der Rehabilitation von Kranken, indem die Grenze zwischen trainingswirksamer Belastung und schädigender Überbelastung besser beurteilt werden kann.

Aber auch die chronischen Folgeschäden der arteriellen Hypertonie können höchstwahrscheinlich besser durch eine ergometrische Untersuchung abgeschätzt werden. Die standardisierte Überprüfung des Blutdruckverhaltens während Ergometrie scheint somit der Ruhemessung nicht nur bezüglich der Diagnosestellung aufgrund der großen individuellen täglichen Schwankung der Ruhewerte überlegen zu sein. Vielmehr beruht die prognostische Bedeutung der während und nach Ergometrie gemessenen Blutdruckwerte auf der Annahme, daß der Risikofaktor arterielle Hypertonie und das Ausmaß der vaskulären Folgeschäden im wesentlichen nicht nur durch den Ruheblutdruck bestimmt wird, sondern durch die Häufigkeit, Stärke und Dauer der über den Tag verteilt auftretenden Blutdruckanstiege. Dabei sind Hochdruckkranke im Vergleich zu Normalpersonen nicht nur durch die deutlich höheren Belastungsspitzen, sondern auch durch einen wesentlich verzögerten Rückgang der Belastungsblutdrücke gefährdet (16). Verteilt über den ganzen Tag mit einer zahlreichen Folge der durch körperliche Aktivität und emotionellen Streß erzeugten überhöhten Blutdruckwerte kommt auch diesem verzögerten Herabregulieren des Blutdrucks ebenfalls eine klinische Bedeutung zu. Entscheidend für das Ausmaß der kardiovaskulären Spätschäden ist die Gesamtsumme der über 24 h auftretenden und auf dem Herz- und Blutgefäßsystem lastenden Blutdrücke anzusehen (16, 23, 35). Da nachweislich Hochdruckkranke nachts nicht selten normotensive Werte aufweisen (23), muß die tatsächliche Gefäßbelastung im Verlaufe des Tages erfolgen. So zeigen die telemetrisch ermittelten Blutdruckwerte über den Tag eindeutig, daß der Ruheblutdruck keinesfalls repräsentativ ist für die Fülle von Blutdruckanstiegen, hervorgerufen durch psychischen und physischen Streß. Hieraus ergibt sich konsequenterweise, daß das vaskuläre Risiko durch die Messung von Belastungsreaktionen wesentlich besser charakterisiert wird.

Zur Beurteilung des Blutdruckverhaltens werden die Patienten im ergometrischen Leistungsbereich von 50 bis überwiegend 100 Watt (Steigerungsstufen 10 Watt/min; 50 Umdrehungen/min) untersucht. Da dieser Leistungsbereich alltäglichen körperlichen Belastungen entspricht (38), charakterisieren die während ergometrischer Leistungen gemessenen Blutdruckwerte den Risikofaktor arterielle Hypertonie im besonderen Maße. In Anbetracht der zu erwartenden Spätfolgen wird sich aus ethischen Gründen keine randomisierte Studie zur Bedeutung der Belastungsblutdrücke durchführen lassen. Letztendlich ließ sich nur so der Beweis für die pathophysiologische Bedeutung der Belastungsblutdrücke erbringen. Interessant in diesem Zusammenhang sind jedoch die von Irving et al. (21) publizierten Ergebnisse. Die Autoren kontrollierten mit kontinuierlicher direkter Messung über 24 h die Blutdruckvariabilität von Hochdruckkranken und sie fanden, daß die Patienten mit einer Linksherzhypertrophie eine signifikant größere Blutdruckvariabilität mit 31,5 mm Hg systolisch und 18,2 mm Hg diastolisch aufwiesen als die Patienten ohne Linksherzhypertrophie mit im Mittel 23,3/11,6 mm Hg. Sie folgerten aus diesen Ergebnissen, daß möglicherweise das Ausmaß der Blutdruckvariabilität eine Rolle beim Ausmaß der zu erwartenden Folgekrankheiten spielt. Erwähnt wurden bereits die Ergebnisse von Krönig (23), der in Abhängigkeit vom WHO-Stadium zunehmend höhere Belastungsblutdrücke beim Gehen und Treppensteigen fand.

Hingewiesen sei in diesem Zusammenhang auch auf die Untersuchungen von Briedigkeit et al. (5), die bei der Analyse der Familienanamnese "belastungspositiver" jugendlicher Grenzwerthypertoniker fanden, daß die Eltern und ganz besonders die Großeltern im Vergleich zu den "belastungsnegativen" Grenzwerthypertonikern und zum Kontrollkollektiv eine signifikant höhere Morbiditäts- und Mortalitätsrate an Herz-Kreislauf-Erkrankungen aufwiesen.

Auch die retrospektive Betrachtung der Befunde eigener Patienten, die überhöhte Belastungsblutdrücke aufwiesen und deren frühere Daten (EKG, Herzfernaufnahme, Ruheblutdruck) z.T. bis 16 Jahre rückverfolgt werden konnten, scheinen auf die Bedeutung überhöhter Belastungsblutdrücke als kardiovaskulärer Risikofaktor hinzuweisen.

Somit wird durch die Messung des Belastungsblutdrucks nicht nur ein pathophysiologischer Parameter meßbar, der für die Früherkennung (11) der

Hochdruckkrankheit, sondern auch zugleich für die Manifestation kardiovaskulärer Komplikationen bedeutsam ist.

## Therapie überhöhter Belastungsblutdrücke

### *Problemstellung*

Der positive Einfluß einer Blutdrucksenkung bzw. Normalisierung auf die hypertoniebedingte Morbiditätsrate und auf die Lebenserwartung ist heute eindeutig erwiesen (19, 20, 36). Vom Standpunkt des Therapeuten ist somit klar, daß das erstrebte Ziel einer adäquaten blutdrucksenkenden Behandlung die Verbesserung der Morbiditäts- und Mortalitätsrate ist. Eine wesentliche Frage ist jedoch, an welchen Blutdruckwerten die Effizienz einer blutdrucksenkenden Behandlung vom behandelnden Arzt bewertet werden soll. Aufgrund der bereits diskutierten Literatur geht eindeutig hervor, daß der unter Ruhebedingungen, z.B. der in der Praxis gemessene Blutdruck, nur wenig Aufschluß darüber gibt, welches Ausmaß an Belastungsblutdrücken verteilt über den Tag auf dem Gefäßsystem des Hochdruckkranken lastet. Aufgrund seiner umfangreichen telemetrischen Blutdruckuntersuchungen bei Hochdruckkranken unter den unterschiedlichsten Bedingungen kommt Krönig deshalb zu dem Schluß (23): "Die therapeutischen Maßnahmen haben sich an diesen Belastungsreaktionen des Blutdrucks zu orientieren, um eine sinnvolle Kontrolle nicht nur des Ruheblutdrucks, sondern auch der alltäglichen und Belastungsspitzen zu erreichen".

Das gegenwärtige Ziel der antihypertensiven Behandlung ist darauf gerichtet, den erhöhten Ruheblutdruck zu senken. Dabei werden jedoch grundlegende pathophysiologische Abläufe bei der arteriellen Hypertonie außer acht gelassen. Während körperlicher Arbeit oder während einer psychischen Belastung ist die Arbeit des Herzens und die Belastung des Gefäßbetts, hervorgerufen durch den erhöhten Belastungsblutdruck, wesentlich größer als in Ruhe. Deshalb erscheint es zwingend logisch, das Herz- und Gefäßsystem gegen die erhöhten Belastungsblutdrücke, hervorgerufen durch psychischen und physischen Streß, zu schützen. Dieses Konzept wird gestützt durch die Angabe von Taylor (35), daß die Morbidität an kardiovaskulären Komplikationen wesentlich enger mit den mittleren Blutdruckwerten - gemessen über den Tag - als mit denen in Ruhe korreliert.

Es muß deshalb an blutdrucksenkende Medikamente die Anforderung gestellt werden, daß sie neben der Normalisierung des Blutdrucks unter Ruhebedingungen auch die überhöhten Blutdrücke bei körperlichen und psychischen Belastungen zufriedenstellend senken (10). Dies ist jedoch nicht bei allen unter Ruhebedingungen antihypertensiv wirkenden Substanzen der Fall. Nach Untersuchungen von Lund-Johansen (25) entfalten die zentral wirkenden Sympathikusinhibitoren wie Clonidin und α-Methyldopa ihre stärkste Wirkung beim ruhenden Menschen. Unter Belastungen zeigen diese Substanzen nur einen geringen Effekt auf den erhöhten Blutdruck und scheinen somit die hämodynamischen Störungen in solchen Streßsituationen nicht korrigieren zu können. Auch der von Stoker et al. (33) durchgeführte Vergleich der blutdrucksenkenden Wirkungen von Metoprolol und α-Methyldopa während körperlicher Arbeit zeigte, daß trotz gleicher Blutdrucksenkung unter Ruhebedingungen α-Methyldopa den β-Rezeptorenblockern hochsignifikant unterlegen war. Zu einem entsprechenden Ergebnis kam auch Patyna (29) beim Vergleich einer Reserpin-Diuretika-Kombination mit Metoprolol. Trotz signifikanter Senkung des Ruheblutdrucks kam es unter der Reserpin-Diuretika-Kombination nicht zur Senkung der pathologisch erhöhten Belastungsblutdrücke.

## *Wirkung von β-Rezeptorenblockern und Diuretika auf überhöhte Belastungsblutdrücke*

β-Rezeptorenblocker und Diuretika werden weltweit zur Behandlung des erhöhten Blutdrucks eingesetzt. Dabei konnte in einer Vielzahl von vergleichenden Studien (7, 12, 28, 32) gezeigt werden, daß die verschiedenen β-Rezeptorenblocker und Diuretika bei leichter bis mittlerer arterieller Hypertonie einen annähernd gleichstarken blutdrucksenkenden Effekt unter Ruhebedingungen aufweisen. Es war jedoch von klinischem Interesse, der Frage nachzugehen, ob Diuretika und β-Rezeptorenblocker auch gleichstark die überhöhten Blutdruckanstiege während Ergometrie beeinflussen. In einer Cross-over-Studie bei 24 zuvor unbehandelten Hochdruckkranken mit einer arteriellen Hypertonie des Stadiums I-II (WHO) und einem mittleren Alter von 42 Jahren wurde die Beeinflussung des Blutdrucks vor, während und nach Ergometrie durch jeweils 6wöchige Behandlungsphasen mit 500 mg des β-Rezeptorenblockers Acebutolol und 50 mg bzw. 5 mg der Diuretikakombination aus Hydrochlorothiazid/Amiloridhydrochlorid untersucht (12). Bei annähernd gleichstarker Blutdrucksenkung unter Ruhebedingungen wurde der pathologisch erhöhte systolische Blutdruck während Ergometrie durch die Diuretika nicht signifikant beeinflußt. Demgegenüber senkten die β-Rezeptorenblocker den systolischen Blutdruck hochsignifikant ($p < 0,001$) bis in den oberen normotensiven Bereich. Auch die Senkung des diastolischen Blutdrucks während Ergometrie war durch den β-Rezeptorenblocker signifikant stärker ausgeprägt. In einer kürzlich beendeten, vergleichenden Studie (18) über die Wirkung des β-Rezeptorenblockers Acebutolol (400 mg) und des Diuretikums Mefrusid (25 mg) auf den Belastungsblutdruck bei 30 Hochdruckkranken mit einer arteriellen Hypertonie des Stadiums I-II (WHO) und einem mittleren Alter von 38,3 Jahren konnten die soeben aufgezeigten Ergebnisse bestätigt werden (Abb. 1). Bei signifikanter Blutdrucksenkung unter Ruhebedingungen durch die Diuretika fand sich keine signifikante Beeinflussung des systolischen und diastolischen Blutdrucks während Ergometrie, wogegen die β-Rezeptorenblocker den Blutdruck zu allen Untersuchungszeitpunkten signifikant senkten.

## *Wirkung von β-Rezeptorenblockern und Diuretika auf den myokardialen $O_2$-Verbrauch*

Im Rahmen der zuletzt zitierten Studie wurde gleichzeitig der Einfluß von β-Rezeptorenblockern und Diuretika auf das Doppelprodukt (Herzfrequenz mal systolischer Blutdruck) als zuverlässiges, indirektes Maß für den myokardialen $O_2$-Verbrauch (2, 22, 30) vor, während und nach Ergometrie untersucht. Da überhöhte Belastungsblutdrücke einen erheblich gesteigerten myokardialen $O_2$-Verbrauch (13-15) bedeuten, schien diese Untersuchung aus zweierlei Sicht für die tägliche Praxis von besonderer Bedeutung zu sein. Zum einen weisen Hochdruckkranke mit zunehmendem Alter häufig eine koronare Herzkrankheit auf, so daß der gesteigerte myokardiale $O_2$-Bedarf die große Gefahr eines Infarkts oder aber hypoxisch bedingter letaler Arrhythmien beinhaltet. Zum anderen weisen selbst Hochdruckkranke mit einem normalen Koronarangiogramm eine deutlich eingeschränkte Koronarreserve auf (34).

Abbildung 2 verdeutlicht, daß Diuretika den überhöhten myokardialen $O_2$-Verbrauch während Ergometrie nicht signifikant beeinflußten. Demgegenüber senkten die β-Rezeptorenblocker das Doppelprodukt hochsignifikant und sicher bis in den Normalbereich altersentsprechender normotensiver Personen.

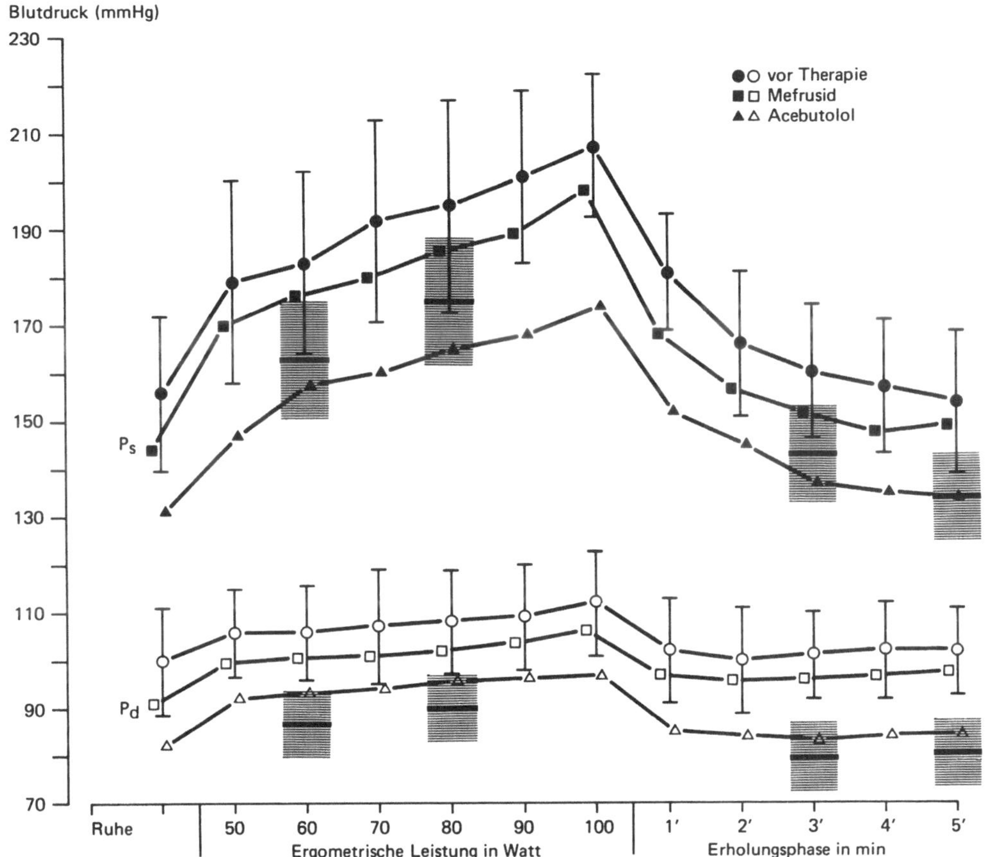


Abb. 1. Systolischer ($P_s$) und diastolischer ($P_d$) Blutdruck vor, während und nach Ergometrie von 15 Hochdruckkranken nach einer 4wöchigen Therapie mit dem Diuretikum Mefrusid und dem β-Rezeptorenblocker Acebutolol. Die Säulen stellen die Mittelwerte ± einfacher Standardabweichung des Blutdrucks eines altersentsprechenden Normalkollektivs dar

Dieses Ergebnis bedeutet für die Praxis, daß die antihypertensive Behandlung mit Diuretika trotz befriedigender Blutdrucksenkung unter Ruhebedingungen den überhöhten myokardialen $O_2$-Verbrauch während Arbeit nicht senken kann. Da jedoch die Gefährdung des Koronarkranken wesentlich mitbestimmt wird durch das Ausmaß der myokardialen Hypoxie, welches wiederum von der Größe des Doppelprodukts abhängt, wird unter einer Diuretikatherapie im Vergleich zu einer β-Rezeptorenblockade die Hypoxieschwelle des Herzens mit der Gefahr akuter myokardialer Komplikationen leichter überschritten. Möglicherweise erklärt sich hierdurch, daß in neueren Studien mit β-Rezeptorenblockern als Basistherapeutikum die Morbidität und Mortalität an Herzinfarkten bei Hochdruckkranken gesenkt werden konnten (3, 24), wogegen frühere (19, 36) und neuere (33, 26) Studien unter überwiegender Diuretikagabe keine Abnahme der Inzidenz an Myokardinfarkten durch eine antihypertensive Therapie bei Hochdruckkranken erbrachten.

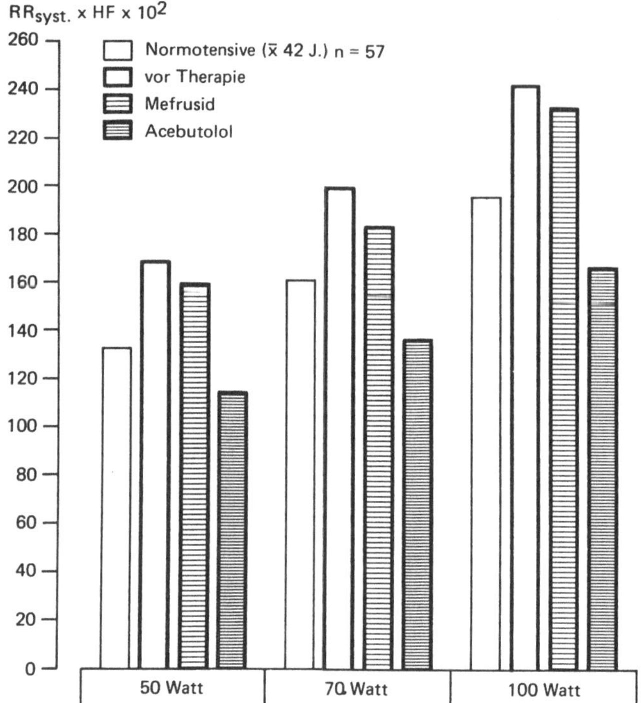


Abb. 2. Doppelprodukt (systolischer Blutdruck mal Herzfrequenz) als Maß für den myokardialen $O_2$-Verbrauch von 15 Hochdruckkranken während Ergometrie im Vergleich zu einem Normalkollektiv sowie der Einfluß einer 4wöchigen Therapie mit 25 mg Mefrusid und 400 mg Acebutolol

*Die Beeinflussung des Belastungsblutdrucks durch pharmakologisch unterschiedliche β-Rezeptorenblocker*

Den β-Rezeptorenblockern kommt somit eine vorrangige Bedeutung zur Senkung überhöhter Belastungsblutdrücke bei Hochdruckkranken zu. Aus der Sicht des Therapeuten stellen sich aber zwei für die Praxis wichtige Fragen:

1. Unterscheiden sich die zahlreichen aufgrund ihrer pharmakologischen Eigenschaften z.T. deutlich unterschiedlichen β-Rezeptorenblocker auch hinsichtlich ihrer Wirkdauer und bestehen Beziehungen zur Plasmahalbwertszeit?
2. Kann durch eine einmalige morgendliche Gabe eine zuverlässige Blutdrucksenkung auch unter Belastungsbedingungen über den ganzen Tag erzielt werden?

Zur Beantwortung dieser Fragen wurde bei 20 männlichen Hochdruckkranken mit einer essetniellen Hypertonie des Stadiums I (WHO) und einem mittleren Alter von 35,8 Jahren (18-43) zu verschiedenen Tageszeiten die Wirkung von drei β-Rezeptorenblockern mit verschiedenen Plasmahalbwertszeiten auf das Blutdruck- und Herzfrequenzverhalten vor, während und nach Ergometrie untersucht (17). Dazu wurden die Patienten vor der Therapie zunächst jeweils dreimal am selben Tag ergometriert. Die erste Untersuchung wurde in der Zeit zwischen 8.00 und 10.00 Uhr, die zweite zwischen 10.00 und 12.00 Uhr (exakt 2 h nach

der Erstuntersuchung) und die dritte am Nachmittag zwischen 16.00 und 18.00 Uhr (exakt 8 h nach derErstuntersuchung) durchgeführt. Die standardisierte Ergometrie wurde entsprechend Alltagsbelastungen so gewählt, daß die Patienten Fußkurbelarbeit in halbsitzender Position, beginnend mit 50 Watt und steigernd 10 Wattstufen/min bis 100 Watt, bei einer konstanten Tretfrequenz von 50 Umdrehungen/min zu leisten hatten.
Die Messung des Blutdrucks erfolgte indirekt nach Riva-Rocci-Korotkow entsprechend der Empfehlung der Deutschen Kommission für Kreislaufforschung. Gemessen wurde jeweils nach 5 min Liegen sowie während der Ergometrie und bis zur 5. Erholungsminute. Die Herzfrequenz wurde mit Hilfe einer EKG-Registrierung in der 50.-60. s der jeweiligen Meßminute ermittelt.

Nach der Eingangsuntersuchung wurden die Patienten willkürlich in zwei Gruppen eingeteilt. In der Gruppe 1 wurde die antihypertensive Wirksamkeit von 200 mg Metoprolol (kurze Plasmahalbwertszeit) und 100 mg Atenolol (mittlere Plasmahalbwertszeit) jeweils als morgendliche Einzeldosis bei 10 Patienten vergleichend untersucht. Dabei wurden 5 Hochdruckkranke zunächst mit Metoprolol und 5 zunächst mit Atenolol behandelt.

Anläßlich der ersten Kontrolluntersuchung nach 4wöchiger Therapie nahmen die Patienten die morgendliche Dosis vor Ankunft im Labor nicht ein, und es wurde zunächst die therapeutische Wirkung 24 h nach der letzten Tabletteneinnahme geprüft. Anschließend wurde den Patienten 200 mg Metoprolol bzw. 100 mg Atenolol oral verabreicht. 2 und 8 h nach dieser kontrollierten Einnahme wurde dann unter identischen Bedingungen das Blutdruck- und Herzfrequenzverhalten vor, während und nach Ergometrie nochmals untersucht.

Im Sinne eines Crossing-over wurden die Patienten danach von Metoprolol auf Atenolol bzw. Atenolol auf Metoprolol umgestellt und über 4 weitere Wochen behandelt. Am Ende dieser zweiten Behandlungsperiode wurden die Patienten erneut 24, 2 und 8 h nach Einnahme des jeweiligen β-Rezeptorenblockers ergometrisch untersucht. Analog erhielten die 10 Patienten der Gruppe 2 100 mg Atenolol (mittlere Plasmahalbwertszeit) bzw. 120 mg Nadolol (lange Plasmahalbwertszeit). Die Patienten wurden wiederum vor und nach den jeweils zwei 4wöchigen Behandlungsphasen unter identischen Bedingungen dreimal am selben Untersuchungstag ergometrisch untersucht.

In der Gruppe 1 senkten 2 h nach Einnahme der jeweiligen Tagesdosis Atenolol und Metoprolol den Blutdruck und die Herzfrequenz signifikant ($p < 0{,}001$) und gleichstark im Vergleich zur Kontrolluntersuchung. Dies galt sowohl unter Ruhebedingungen als auch während und nach Ergometrie.

Abbildung 3 zeigt, daß das Ausmaß der Senkung des Blutdrucks und der Herzfrequenz durch Atenolol und Metoprolol auch noch nach 8 h unverändert und signifikant nachweisbar war und sich zwischen Atenolol und Metoprolol kein Unterschied ergab. 24 h nach der letzten Einnahme war jedoch die Wirkung, z.B. bei 100 Watt, im Vergleich zur Wirkung nach 2 und 8 h (gleich 100% gesetzt) prozentual geringer ausgeprägt (Abb. 4). So war der systolische Blutdruck durch Atenolol noch um 61% und durch Metoprolol um 51%, die Herzfrequenz durch Atenolol noch um 59% und durch Metoprolol noch um 49% gesenkt, wobei der diastolische Blutdruck noch eine 78%ige Senkung im Vergleich zur 2- und 8-h-Wirkung unter Atenolol und 71%ige Senkung unter Metoprolol aufwies.

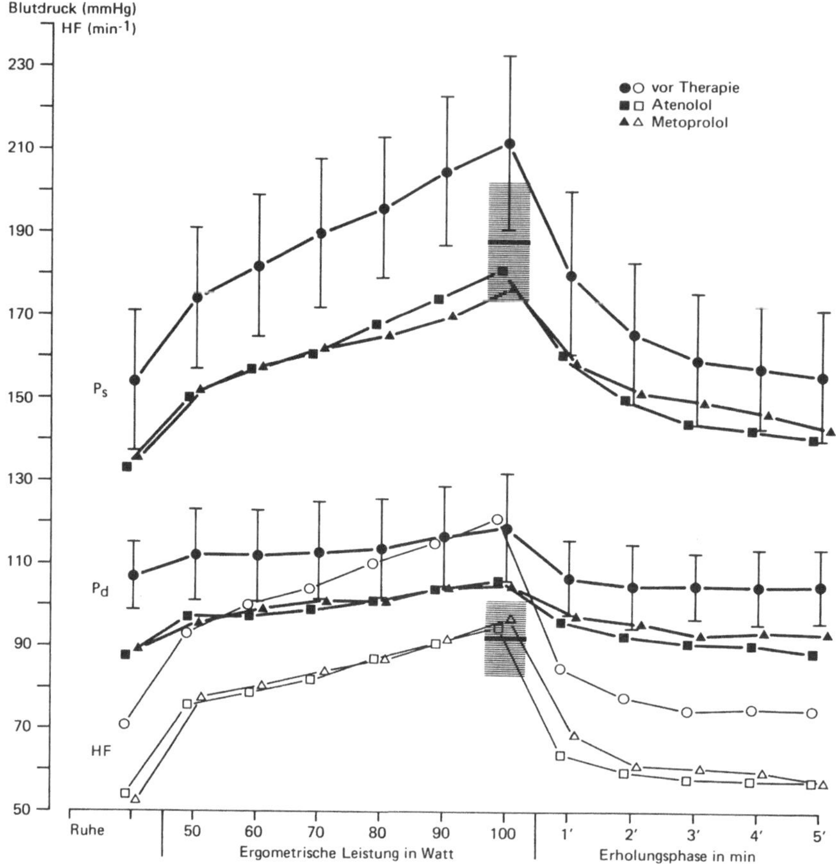


Abb. 3. Systolischer ($P_s$), diastolischer ($P_d$) Blutdruck und Herzfrequenz (*HF*) von 10 Hochdruckkranken 8 h nach Tabletteneinnahme einer chronischen, 4wöchigen Behandlung mit 200 mg Metoprolol und 100 mg Atenolol

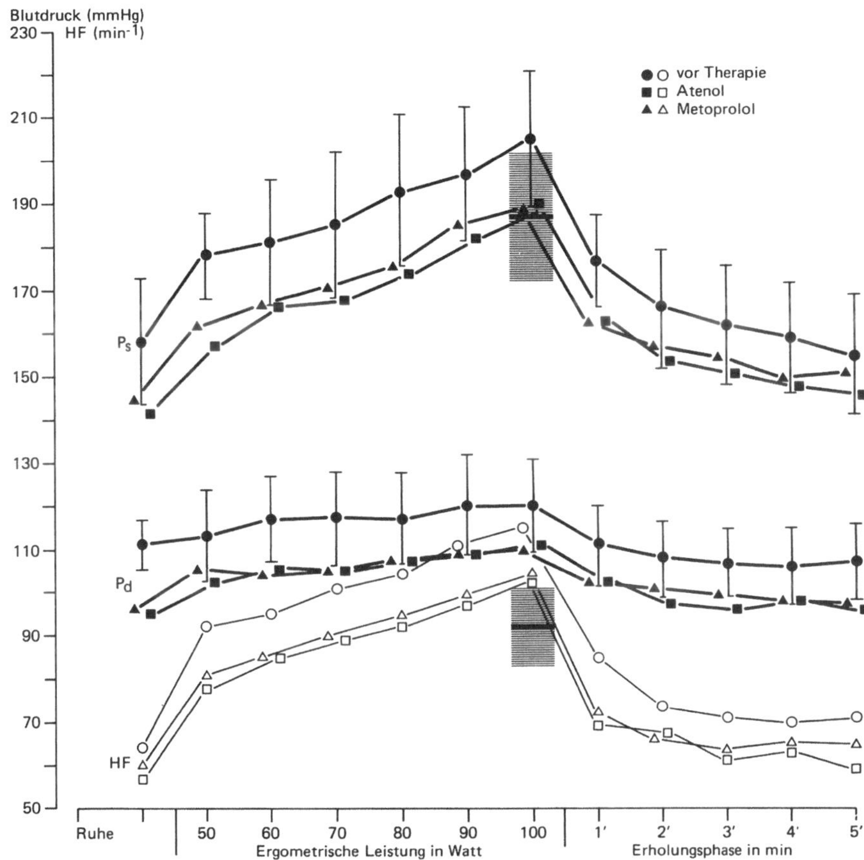


Abb. 4. Systolischer ($P_s$), diastolischer ($P_d$) Blutdruck und Herzfrequenz (*HF*) von 10 Hochdruckkranken 24 h nach Tabletteneinnahme einer chronischen, 4wöchigen Behandlung mit 200 mg Metoprolol und 100 mg Atenolol

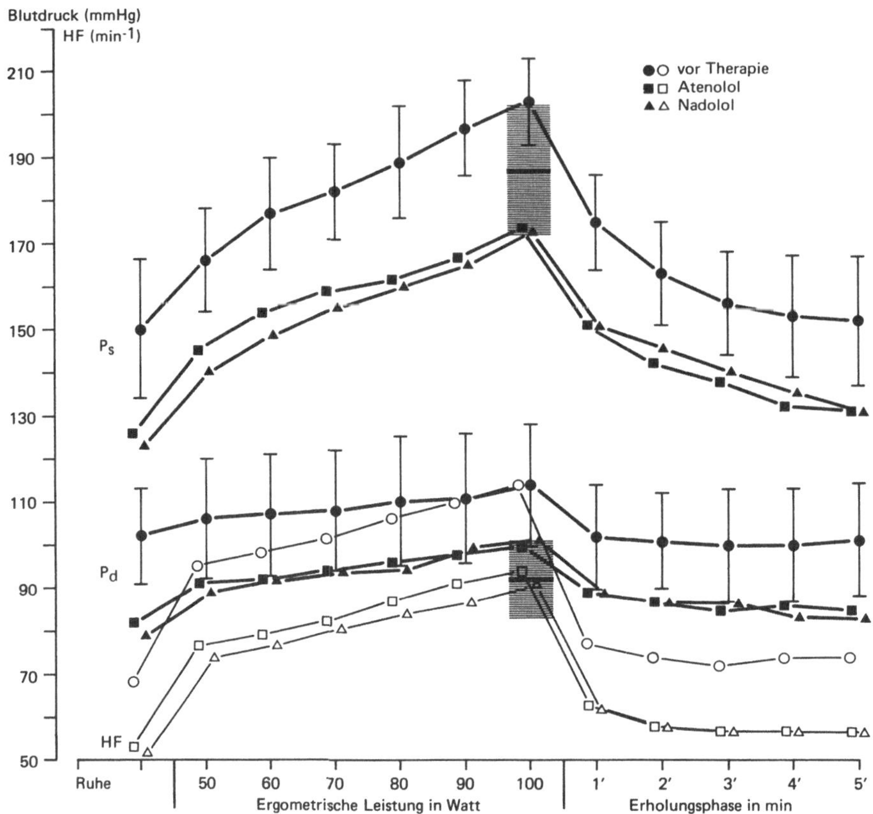


Abb. 5. Systolischer ($P_s$), diastolischer ($P_d$) Blutdruck und Herzfrequenz (*HF*) von 10 Hochdruckkranken 8 h nach Tabletteneinnahme einer chronischen, 4wöchigen Behandlung mit 100 mg Atenolol und 120 mg Nadolol

Der Vergleich zwischen Nadolol und Atenolol ergab für die Gruppe 2 bezüglich der 2- und 8-h-Wirkung ein der Gruppe 1 entsprechendes Ergebnis. 2 und 8 h (Abb. 5) nach Einnahme waren im Vergleich zur Kontrolle der Blutdruck und die Herzfrequenz signifikant und gleichstark gesenkt. 8 h nach Einnahme ergab sich, z.B. bei 100 Watt, daß der systolische Blutdruck von 203 mm Hg vor der Therapie durch Atenolol auf 174 und durch Nadolol auf 173 mm Hg, der diastolische Blutdruck von 114 mm Hg durch Atenolol auf 100 mm Hg und durch Nadolol auf 101 mm Hg gesenkt wurde ($p < 0,05$, $p < 0,001$). Auch die Herzfrequenz wurde annähernd gleichstark von 114 auf 94/min durch Atenolol auf 91/min durch Nadolol reduziert.

Abbildung 6 zeigt, daß Nadolol auch noch nach 24 h den systolischen und diastolischen Blutdruck und die Herzfrequenz während Ergometrie unverändert stark senkte. Für Atenolol ergab sich wiederum im Vergleich zu 2 und 8 h ein Nachlassen der Wirkung auf 60% für die Herzfrequenz und 68 bzw. 90% für den systolischen und diastolischen Blutdruck.

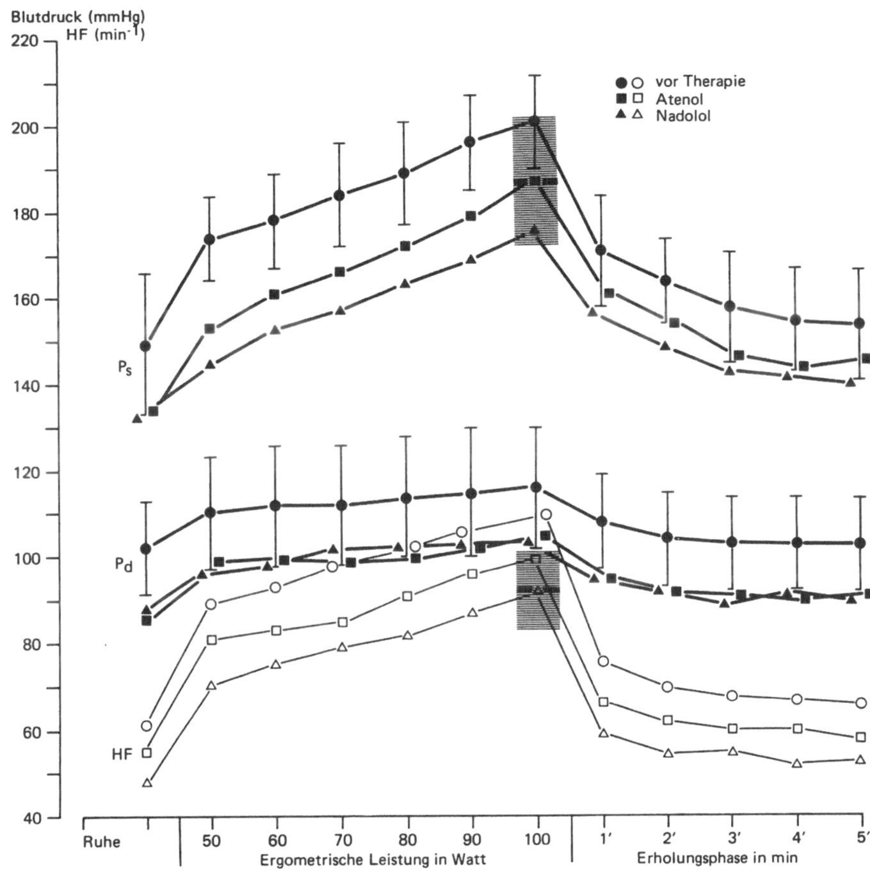


Abb. 6. Systolischer ($P_s$), diastolischer ($P_d$) Blutdruck und Herzfrequenz (*HF*) von 10 Hochdruckkranken 24 h nach Tabletteneinnahme einer chronischen, 4wöchigen Behandlung mit 100 mg Atenolol und 120 mg Nadolol

Tabelle 1 zeigt die therapiebedingte, prozentuale Senkung des systolischen und diastolischen Blutdrucks und der Herzfrequenz während Ergometrie von 50-100 Watt und zwar 2, 8 und 24 h nach Einnahme von 100 mg Atenolol, 120 mg Nadolol bzw. 200 mg Metoprolol, zusammen dargestellt für die Gruppe 1 und 2.

Eine Beziehung zwischen den Plasmaspiegeln der β-Rezeptorenblocker Atenolol, Metoprolol und Nadolol 2, 8 und 24 h nach Einnahme und der blutdrucksenkenden Wirkung ließ sich nicht herstellen.

Tabelle 1. Therapiebedingte Senkung in Prozent des systolischen (*RR syst.*) und diastolischen (*RR diast.*) Blutdrucks und der Herzfrequenz (*HF*) 2, 8 und 24 h nach letzter Tabletteneinnahme einer chronischen Behandlung mit 100 mg Atenolol, 120 mg Nadolol bzw. 200 mg Metoprolol, zusammen dargestellt für die Gruppe 1 und 2

| | n = 20 | ΔRR syst. (%) | | | ΔRR diast. (%) | | | HF (%) | | |
|---|---|---|---|---|---|---|---|---|---|---|
| | $\bar{x} \pm s$ | 2 h | 8 h | 24 h | 2 h | 8 h | 24 h | 2 h | 8 h | 24 h |
| 50-100 Watt | Atenolol | 14,2 | 13,7 | 9,5 | 11,8 | 12,9 | 11,1 | 16,4 | 18,3 | 10,4 |
| | Nadolol | 14,2 | 15,5 | 14,2 | 11,9 | 13,3 | 11,1 | 19,2 | 21,0 | 19,6 |
| | Metoprolol | 16,8 | 14,6 | 8,1 | 13,6 | 12,7 | 9,3 | 22,1 | 19,7 | 10,3 |
| | Atenolol | 14,9 | 14,4 | 8,9 | 12,3 | 12,3 | 9,6 | 20,9 | 20,5 | 12,2 |

## Schlußfolgerungen für die Praxis

1. Hochdruckkranke sind nicht nur gefährdet durch den erhöhten Blutdruck unter Ruhebedingungen, sondern ganz besonders auch durch Blutdruckanstiege, hervorgerufen durch alltägliche Belastungen.
2. Es zeigt sich, daß aus der Höhe des Ruheblutdrucks keine Rückschlüsse auf das Ausmaß der Arbeitsblutdrücke und somit des vaskulären Risikos möglich sind.
3. Ergibt die ergometrische Untersuchung überhöhte Leistungsblutdrücke, so ist, besonders bei gleichzeitigem Nachweis einer koronaren Herzkrankheit, eine konsequente antihypertensive Therapie einzuleiten.
4. Dabei ist darauf zu achten, daß ein befriedigender antihypertensiver Effekt unter Ruhebedingungen nicht bedeutet, daß der Blutdruck auch während körperlicher Arbeit zufriedenstellend gesenkt ist (10, 12), wie dies für Diuretika, Reserpinderivate, Clonidin und α-Methyldopa gezeigt werden konnte.
5. Deshalb sollte die antihypertensive Wirksamkeit einer Therapie durch eine Kontrollergometrie überprüft werden.
6. So senken β-*Rezeptorenblocker im Gegensatz zu Diuretika* signifikant den überhöhten Belastungsblutdruck und den myokardialen $O_2$-Verbrauch und sollten deshalb bei fehlender Kontraindikation als Mittel der ersten Wahl bei der Behandlung der leichten bis mittleren arteriellen Hypertonie gelten.
7. Dabei senken β-Rezeptorenblocker bei chronischer Behandlung unabhängig von den unterschiedlichen pharmakologischen Eigenschaften den Blutdruck und die Herzfrequenz 2 und 8 h nach der morgendlichen Tabletteneinnahme gleichstark und somit ohne Wirkungsverlust über den ganzen Tag.
8. Dies gilt vor allen Dingen auch für die Blutdruckanstiege während alltäglicher Belastungen, die dem hier gewählten ergometrischen Leistungsbereich von 50-100 Watt in etwa entsprechen.
9. Zur Behandlung des hohen Blutdrucks mit β-Rezeptorenblockern sollte deshalb die gesamte Tagesdosis als morgendliche Gabe verabreicht werden, wodurch die Therapiesicherheit infolge einer Verbesserung der Compliance wesentlich erhöht wird.

10. Durch eine zusätzliche Gabe eines Diuretikums wird die antihypertensive Wirksamkeit von β-Rezeptorenblockern verstärkt.

Literatur


1. Bachmann K, Zerzawy R, Riess PJ, Zölch KA (1970) Blutdrucktelemetrie - kontinuierliche, direkte Blutdruckmessung im Alltag und beim Sport. Dtsch Med Wochenschr 95:741
2. Baller D, Schenk H, Zipfel J. Hellige G (1979) Möglichkeiten und Grenzen von klinischen $O_2$-Verbrauchsparametern. Z Kardiol 68:656
3. Berglund G, Wilhelmsen L, Sannerstedt R, Hansson L, Anderson O, Silvertsson R, Wikstrand J (1978) Decrease of CHD morbidity by treatment of hypertension. Lancet I:1
4. Berry CL (1978) Hypertension and arterial development. Longterm considerations. Br Heart J 40:709
5. Briedigkeit W, Tittmann F, Honigmann G (1979) Blutdruck im Kindesalter. 4. Mitteilung: Ergometrische Untersuchungen von Kindern und Jugendlichen mit systolischer Grenzwerthypertonie. Z Ärztl Fortbil 73:378
6. Brod J, Cachovan M, Bahlmann J, Bauer GE, Celsen B, Sippel R, Hundshagen H, Feldmann U, Rienhoff O (1979) Haemodynamic changes during acute emotional stress in man with special reference to the capacitance vessels. Klin. Wochenschrift 57:555
7. Conway J, Lauwers P (1960) Hemodynamic and hypotensive effects of long-term therapy with chlorothiazide. Circulation 21:21
8. Dustan HP (1977) Vascular diseases of hypertension:mechanism, recognition, and control. In: Paoletti R, Gotto AM (eds) Atherosclerosis reviews. Raven Press, New York, p 1
9. Epstein FH, Gutzwiller F, Howald H, Junod B, Schweizer W (1979) Prävention der Arteriosklerose: Grundlagen heute. Schweiz Med Wochenschr 109:1171
10. Franz I-W, Lohmann FW (1978) Die Bedeutung der ergometrischen Untersuchung zur Beurteilung der antihypertensiven Therapie. Dtsch Med Wochenschr 38:1478
11. Franz I-W (1979) Untersuchungen über das Blutdruckverhalten während und nach Ergometrie bei Grenzwerthypertonikern im Vergleich zu Normalpersonen und Patienten mit stabiler Hypertonie. Z Kardiol 68:107
12. Franz I-W (1980) Differential antihypertensive effect of acebutolol and the fixed combination hydrochlorothiazide/amiloride-hydrochloride on elevated exercise pressures in hypertensive patients. Am J Cardiol 46:301
13. Franz I-W, Mellerowicz H (1980) Vergleichende ergometrische Untersuchungen über den Tension-Time-Index und die körperliche Leistungsbreite bei Patienten mit grenzwertiger und stabiler Hypertonie und Normalpersonen. Z Kardiol 69:587
14. Franz I-W (1980) Die antihypertensive Wirksamkeit einer fixen β-Rezeptorenblocker-Diuretikum-Kombination auf Ruhe- und Belastungsblutdruck von essentiellen Hypertonikern. Schweiz Med Woschenschr 110:1616
15. Franz I-W (1981) Einfluß einer fixen β-Rezeptorenblocker-Diuretika-Kombination auf den hohen Blutdruck im Alter. Ergometrische Untersuchungen über das Blutdruckverhalten und den myokardialen $O_2$-Verbrauch. Herz/Kreisl 4:187

16. Franz I-W (1981) Ergometrische Untersuchungen zur Diagnostik bei der arteriellen Hypertonie. In: Franz I-W (Hrsg) Belastungsblutdruck bei Hochdruckkranken. Springer, Berlin Heidelberg New York, S 77

17. Franz I-W, Lohmann FW, Agrawal B (1981) Die Beeinflussung des Belastungsblutdruckes 2, 8 und 24 Stunden nach Gabe pharmakologisch unterschiedlicher β-Rezeptorenblocker bei chronischer antihypertensiver Behandlung. Verh Dtsch Ges Inn Med 87:518

18. Franz I-W (im Druck) Vergleichende ergometrische Untersuchungen über die Wirkung von β-Rezeptorenblockern und Diuretika und deren Kombination auf den Blutdruck und Doppelprodukt bei Hochdruckkranken. Z Kardiol

19. Hodge JV, Smirk FH (1967) The effect of drug treatment of hypertension on the distribution of deaths from various causes. Am Heart J 73

20. Hypertension Detection and Follow-up Program Cooperative Groups. Five-year findings of the Hypertension Detection and Follow-up Program (1979) I. Reduction on mortality of persons with high blood pressure including mild hypertension. JAMA 242:2562

21. Irving GB, Kerr F, Ewing DJ, Kirby BJ (1974) Value of prolonged recording of blood pressure in assessment of hypertension. Br Heart J 36:859

22. Jörgensen CR, Wang K, Gobel FL (1974) Effect of propranolol on myocardial oxygen consumption during static and dynamic exercise. Circulation 50:1179

23. Krönig B (1976) Blutdruckvariabilität bei Hochdruckkranken. Hütig, Heidelberg

24. Lambert D (1974) Hypertension and myocardial infarction. Br Med J III:685

25. Lund-Johansen P (1981) Hämodynamik bei der essentiellen Hypertonie in Ruhe und während Ergometrie und deren Beeinflussung durch Diuretika, β-Rezeptorenblocker und Vasodilatatoren. In: Franz I-W (Hrsg) Belastungsblutdruck bei Hochdruckkranken. Springer, Berlin Heidelberg New York

26. Morgan T, Adam W (1979) Prognosis of elderly males with mild hypertension treated by drug therapy. (Abstract) Sixth Scientific Meeting of the International Society of Hypertension. Göteborg, p 159

27. Nerem RM, Cornhill JF (1980) Hemodynamics and atherogenesis. Atherosclerosis 36:151

28. O'Brien ET, Mc Kinnon J (1972) Propranolol and polythiazide in treatment of hypertension. Br Heart J 34:1042

29. Patyna WD (1981) Die Beeinflussung des Blutdruckverhaltens Hochdruckkranker während Ergometrie durch eine Reserpin-Diuretikum-Kombination und β-Rezeptorenblocker. In: Franz I-W (Hrsg) Belastungsblutdruck bei Hochdruckkranken. Springer, Berlin Heidelberg New York, S 139

30. Sarnoff S, Case JRB, Stainsky WN, Macruz R (1958) Hemodynamic determinants of oxygen consumption of the heart with special reference to the tension-time-index. Am J Physiol 192:148

31. Schulte W (1981) Blutdruckreaktivität unter emotionalem Streß bei essentieller Hypertonie - pathophysiologische und diagnostische Aspekte. In: Franz I-W (Hrsg) Belastungsblutdruck bei Hochdruckkranken. Springer, Berlin Heidelberg New York, S 59

32. Silvertson R, Andersson O, Hansson L (1979) Blood pressure reduction and vascular adaption. Acta Med Scand 205:477

33. Stoker JB, Greeharan N, Linden RJ, Barbour MP, Lorimer AR, Hillis WS, Lawrie TDV (1979) The effects of exercise in hypertension controlled with metoprolol or methyldopa. Sixth Scientific Meeting of the International Society of Hypertension. Göteborg, p 171

34. Strauer BE (1979) Das Hochdruckherz. Springer, Berlin Heidelberg New York

35. Taylor SH (1975) The circulation in hypertension. In: Burley DM, Birdwood GFB, Fryer JH, Taylor SH (eds) Hypertension - its nature and treatment. Metropolis Press, London, p 29

36. Veterans Administration Cooperative Study Group on Antihypertensive Agents. Effects of treatment on morbidity in hypertension. II Results in patients with diastolic blood pressure averaging 90 though 114 mm Hg (1970) JAMA 213:1143

37. Zerzawy R, Reis A, Bachmann K (1977) Belastungshypertonie bei Hochdruckkranken und Grenzwerthypertonikern. Autoreferateband, 43. Jahrestagung Dtsch Ges Kreislaufforsch, Steinkopff, Darmstadt, S 112

38. Zerzawy R, Bachmann K (1979) Telemetrie von arteriellem Druck und Herzfrequenz unter alltäglichen und sportlichen Belastungen im Vergleich zur Fahrradergometrie. Z Kardiol 9:617

# β-Rezeptorenblockade - Kontraindikationen und Nebenwirkungen

H. Kewitz

Die adrenergen β-Rezeptorenblocker wurden ganz gezielt konstruiert und gehören wegen ihrer zuverlässigen therapeutischen Wirksamkeit auf mehreren wichtigen Indikationsgebieten - gepaart mit einer guten Verträglichkeit - zu den bedeutsamsten Fortschritten in der Arzneimitteltherapie der letzten 20 Jahre. Das Zusammentreffen dieser beiden günstigen Eigenschaften ist einmal dem großen Abstand zwischen den minimal und maximal wirksamen Dosen und zum anderen der Spezifität des Angriffspunkts zu verdanken, die durch zielgerichtete Synthese erreicht wurde.

Zwar greifen die β-Blocker an einem sehr wichtigen Teil des Nervensystems an, der die Funktion fast aller Zellen reguliert, aber sie zeichnen sich dadurch aus, daß sie die Sympathikusaktivität nur an ganz bestimmten Stellen, nämlich den β-Rezeptoren reduzieren. Sie schalten praktisch nur dort die Funktion aus und an keiner anderen Stelle. Wenn man von den sehr selten auftretenden allergischen Hautreaktionen absieht, lassen sich sämtliche Wirkungen, die therapeutischen und die unerwünschten, aus der Hemmung von β-Rezeptoren ableiten.

Die Nebenwirkungen und Kontraindikationen beruhen in der Regel auf einer unangebracht starken Hemmung oder auf der Unterdrückung kompensatorisch notwendiger Reaktionen oder auf pathologischen Veränderungen des Erfolgsorgans.

Da Aufzählungen von Nebenwirkungen und Kontraindikationen in zahlreichen Abhandlungen niedergelegt sind, kann an dieser Stelle auf eine erneute Einzeldarstellung verzichtet werden, ebenso auf die ebenfalls hinlänglich diskutierten potentiellen Vorteile der intrinsischen Aktivität und der Kardioselektivität bestimmter Präparate.

Vielmehr soll das Thema Nebenwirkungen und Kontraindikationen anhand von zwei sehr veschiedenen Studien abgehandelt werden. Die eine stützt sich auf klinisch-experimentelle Daten, die andere auf Daten aus dem klinischen Alltag, die wir selbst erhoben haben.

Da experimentelle Daten den höheren Erkenntniswert besitzen, wollen wir damit beginnen. Von der "Norwegischen Timolol-Studie" (1) wissen wir, daß die Autoren zu dem gut begründeten Ergebnis kamen, daß die Behandlung mit dem β-Blocker Timolol, der bei uns unter dem Wahrenzeichen Temserin im Handel ist, in den ersten 17 Monaten nach einem Myokardinfarkt zu einer ca. 30%igen Verminderung der Sterblichkeit und der Reinfarktrate geführt hat.

Dieses Ergebnis, falls es auch für die Bevölkerung in Deutschland repräsentativ sein sollte, gilt natürlich nur für die Bedingungen, unter denen die Studie durchgeführt worden ist. Das heißt, wer die gleichen Effekte erzielen will, muß die gleichen strengen Kriterien anlegen.

Tabelle 1. Timololstudie (1981)

| | |
|---|---|
| Einschlußkriterien erfüllt: | 3647 Patienten |
| Ausschluß vor Beginn der Behandlung: | 48% |
| Behandlung abgebrochen: | 29% |
| Behandlung vollständig durchgeführt: | 23% |

Aus Tabelle 1 geht hervor, daß nicht jeder, sondern nur jeder 4. oder 5. Infarktpatient unter 75 Jahren für die Behandlung geeignet ist. In Oslo lagen bei 48% der Patienten Gründe vor, die Therapie nicht zu beginnen, und bei 29% Gründe, die bereits begonnene Therapie wieder abzubrechen.

7% der Patienten hatten andere schwere Krankheiten, die einer Aufnahme in die Studie entgegenstanden. Darunter befanden sich Alkoholismus und Arzeimittelabhängigkeit. 4% der Kranken benötigten die dauernde Behandlung mit anderen Arzneimitteln, z.B. mit Antiarrhythmika.

Von besonderem Interesse sind die Kontraindikationen, die bei 18% der Infarktpatienten vorlagen und damit das häufigste Ausschlußkriterium darstellten.

In Tabelle 3 sind 11 in der Studie berücksichtigte und zusätzlich 2 weitere Kontraindikationen aufgeführt. Über diese Kontraindikationen besteht heute weitgehende Einigkeit. Sie lassen sich ohne weiteres aus den Wirkungen der β-Blocker ableiten, die in Tabelle 4 noch einmal zusammengestellt sind.

Auch beim Gesunden führen β-Rezeptorenblocker am Herzen zur Herabsetzung der Frequenz und des Schlagvolumens und am Kreislauf zur Widerstandserhöhung. Daraus resultiert eine Verminderung des Herzzeitvolumens. Durch Angriff am Sinusknoten kann ein Herzstillstand hervorgerufen werden.

Störungen der Erregungsleitung können in allen Teilen des Reizleitungssystems verschlimmert werden.

Tabelle 2. Timololstudie (1981)

| Ausschlußkriterien | % |
|---|---|
| 1. Kontraindikationen für β-Blocker | 18 |
| 2. Indikationen für β-Blocker | 9 |
| 3. Schwere Begleitkrankheiten (z.B. Tumoren, Alkoholismus, Sucht, Psychosen) | 7 |
| 4. Begleittherapie (>3 Monate) mit<br>- Antiarrhythmika<br>- Antikoagulanzien<br>- Lipidsenker<br>- Salizylate | 4 |
| 5. nichtmedizinische Gründe | 10 |
| | 48 |

Tabelle 3. Timololstudie (1981)

Gesamtzahl der ausgeschlossenen Patienten: 1763 = 48% von 3647, Ausschluß wegen Kontraindikationen: 666 = 18% von 3647

Kontraindikationen:

1. Nichtkompensierbare Herzinsuffizienz
2. Herzfrequenz <50/min
3. AV-Block 2. oder 3. Grads
4. Sinus-Vorhof-Block
5. RR systolisch <100 mm Hg
6. Instabiler Diabetes mellitus
7. Chronisch obstruktive Lungenerkrankung
   a) Asthma bronchiale
   b) Chronische Bronchitis
   c) Emphysem
8. Claudicatio intermittens
9. Schwere Niereninsuffizienz
10. Schwere Lebererkrankung
11. Nebenwirkungen bei früherer Anwendung von β-Blockern

Nicht genannt: 12. Prinzmetal-Angina
13. Sick-sinus-Syndrom ohne Schrittmacher

Tabelle 4. Blockade der adrenergen β-Rezeptoren bewirkt:

Hemmung

der kardialen
- Erregungsbildung
- Erregungsleitung
- Kontraktilität

der
- Insulinabgabe aus Inselzellen
- Lipolyse im Fettgewebe
- Glykogenolyse in Leber und Muskeln
- Dejodierung von L-Thyroxin zu L-Trijod-thyronin
- Reninabgabe aus der Niere

Steigerung
- des Tonus glatter Muskeln (Bronchien, Gefäße, Magen-Darm-Trakt)
- der Trilgyzeride im Plasma

Bei Myokardinsuffizienz kann die Verminderung des Herzzeitvolumens und die reflektorisch ausgelöste Erhöhung des peripheren Widerstands zu einer weiteren Verringerung des Herzzeitvolumens führen. Dadurch wird die Perfusion der peripheren Strombahn verschlechtert, z.B. die Nierenfunktion beeinträchtigt oder bei arterieller Verschlußkrankheit die Belastbarkeit.

Beim Diabetiker können β-Rezeptorenblocker die Insulinabgabe hemmen und dadurch die Kohlenhydrattolerenz verschlechtern. Die Wirkung von Sulfonylharnstoffderivaten kann abgeschwächt werden.

Bei Hypoglykämie durch orale Antidiabetika oder Insulin werden durch Blockade der β-Rezeptoren die Symptome verschleiert und die Gegenregulationen gehemmt, so daß ein erheblich erhöhtes Risiko resultieren kann.

Die Tonuserhöhung der Gefäße betrifft auch die Koronararterien, so daß unter β-Rezeptorenblockade bei entsprechender Disposition eine Prinzmetal-Angina ausgelöst werden kann.

Der Atemwegswiderstand wird beim Gesunden durch Blockade der β-Rezeptoren nur geringfügig, bei obstruktiven Lungenerkrankungen jedoch erheblich eingeschränkt. Bei Asthmatikern sind lebensbedrohliche Anfälle beschrieben worden.

Damit erscheinen mir die Kontraindikationen ausreichend begründet. Sie gelten grundsätzlich für alle β-Rezeptorenblocker, auch für die, die eine gewisse Kardioselektivität oder eine geringe agonistische Wirkung besitzen.

Nun ist es vielleicht ganz interessant sich anzusehen, welche unerwünschten Effekte an diesem so sorgfältig ausgewählten und so gut überwachten Patientengut aufgetreten sind.

Tabelle 5 zeigt, daß auch bei gewissenhafter Beachtung der Kontraindikationen eine beachtliche Zahl von Patienten mit unerwünschten Wirkungen reagiert hat.

Hierbei steht die Herzinsuffizienz ganz im Vordergrund. Das liegt vermutlich an dem speziellen Krankengut, denn bei Infarktpatienten wird das Herz selbstverständlich auch ohne β-Rezeptorenblocker häufig insuffizient. Das mag auch für andere unerwünschte Wirkungen am Herzen zutreffen, obwohl dazu zu bemerken ist, daß die Anwendung von β-Blockern bei Herzkranken auch sonst keine Ausnahme darstellt. Immerhin bleibt festzuhalten, daß Herzinsuffizienz in diesem Kollektiv häufiger auftrat als Bradykardie oder Blutdruckabfall.

Tabelle 5. Timololstudie (1981). Nebenwirkungen und Behandlungsabbruch in der Timololgruppe

| Art der Nebenwirkung | Häufigkeit des Auftretens % | Häufigkeit des Abbruchs % |
|---|---|---|
| Herzinsuffizienz einschl. Lungenödem | 9,4 | 3,7 |
| Bradykardie (<40/min) | 5,0 | 3,9 |
| Hypotension (RR systol. <100 mm Hg) | 3,1 | 2,8 |
| AV-Block 2. oder 3. Grads | 0,4 | 0,3 |
| Sino-aurikulärer Block | 0,8 | 0,6 |

Ein Grund für das relativ seltene Auftreten von Bradykardie mag in der sehr niedrig festgelegten Grenzfrequenz für die Bradykardie liegen. In fast allen anderen Publikationen wird Bradykardie als unerwünschte Wirkung weit häufiger angegeben als Herzinsuffizienz.

Falls Digitalisglykoside für diese beiden unerwünschten Wirkungen eine Rolle spielen sollten, wäre ein Vergleich zwischen Norwegen und Deutschland sicher aufschlußreich. In der Anwendung von Digitalisglykosiden steht Norwegen nämlich ziemlich am Ende, und Deutschland an der Spitze der Häufigkeitsskala.

In Deutschland müßte man Herzinsuffizienz seltener, Bradykardie und AV-Block häufiger finden als in Norwegen, falls es stimmt, daß Herzglykoside die Entwicklung einer Herzinsuffizienz verhindern und die Bradykardie oder den AV-Block fördern können.

Kältegefühl in der Haut und in den Extremitäten ist in Nebenwirkungsstatistiken selten verzeichnet (Tabelle 6). Ich habe den Eindruck, daß es häufiger vorkommt als angegeben wird. Die Patienten können den Zusammenhang mit der Medikation meistens nicht erkennen und daher auch nicht darüber klagen, denn kalte Hände und Füße kommen auch sonst häufig vor.

Vermutlich gilt das gleiche für Übelkeit und Verdauungsstörungen sowie für die neurologischen Erscheinungen, die in erster Linie Schlafstörungen darstellen.

Unter den Magen-Darm-Symptomen gibt es neben Durchfall mitunter heftige Leibschmerzen, die vorwiegend im Oberbauch lokalisiert sind, und die nach Absetzen oder Dosisreduktion gewöhnlich bald verschwinden.

Die Schlafstörungen können in Einschlafstörungen, häufig aber auch in 1-2stündigen Schlafunterbrechungen gegen Morgen bestehen. Darunter haben ältere Menschen ohnehin häufiger zu leiden, und aus diesem Grunde wird dieses Symptom selten als Nebenwirkung identifiziert.

Tabelle 6. Timololstudie (1981). Nebenwirkungen und Behandlungsabbruch in der Timololgruppe

| Art der Nebenwirkung | Häufigkeit des Auftretens % | Häufigkeit des Abbruchs % |
|---|---|---|
| Kalte Extremitäten | 7,7 | 0,4 |
| Claudicatio | 3,3 | 1,4 |
| Raynaud-Syndrom | 0,6 | 0 |
| Bronchospasmus | 1,9 | 1,1 |
| Hyperglykämie | 3,2 | 0 |
| Hypoglykämie | 0 | 0 |
| Übelkeit und Verdauungsstörungen | 7,5 | 1,2 |
| Neurologische Störungen | 2,5 | 0,3 |
| Psychotische Reaktionen | 3,0 | 0,6 |
| Schwäche und Müdigkeit | 4,8 | 0,4 |
| Benommenheit | 5,6 | 1,2 |

Die Benommenheit bemerken Patienten am besten, wenn die Therapie unterbrochen wird. Erst dann empfinden sie deutlich eine gewisse Aufhellung aus einer Benommenheit, die sie bis dahin kaum bemerkt hatten.

Erstaunlich ist das häufigere Auftreten von Hyperglykämien, obwohl instabilier Diabetes mellitus Ausschlußkriterium war. Dagegen wurde keine einzige Hypoglykämie beobachtet. Wahrscheinlich werden in Norwegen, wo mit Arzneimitteln sparsam umgegangen wird, die meisten Altersdiabetiker allein mit Diät eingestellt.

Besonders auffallend, aber durch Zufall erklärbar, erscheint mir, daß bei diesem großen Kollektiv kein Fall von Prinzmetal-Angina vorgekommen ist.

Die Timololstudie wurde in Norwegen mustergültig durchgeführt. Hoffentlich werden die Kontraindikationen und die unerwünschten Wirkungen später in der Praxis genauso sorgfältig beachtet, damit der wahrscheinlich erzielbare therapeutische Nutzen nicht in unerwartete Schäden umschlägt.

Ich möchte nun zu unseren eigenen Daten übergehen, die auf gänzlich andere Weise gewonnen wurden. Wir haben bei 6000 Patienten der Inneren Abteilungen des Klinikums Steglitz die Arzneimittelanamnesen erhoben und genau registriert, welche Arzneimittel in der Klinik angewendet wurden.

Tabelle 7 ist zu entnehmen, daß 434 Patienten (= 7,2%) während des stationären Aufenthalts Propranolol und 78 Patienten (= 1,3%) Pindolol erhalten hatten.

Die Indikationen für Propranolol waren Hypertension 40%, Angina pectoris 34%, Arrhythmie 21% und sonstige Indikationen, z.B. Tremor, Glaukom, Hyperthyreose 4%.

Tabelle 7. Propranolol- und Pindololverordnungen in der Klinik. Gesamtzahl der erfaßten Patienten 6000, davon 48% Männer und 52% Frauen.

Propranolol: 434 Pat. = 7,2%, 54% Männer, 46% Frauen
Pindolol: 78 Pat. = 1,3%, 55% Männer, 45% Frauen

| Indikation | % der Behandelten | |
|---|---|---|
| | Propranolol | Pindolol |
| Hypertension | 40 | 24 |
| Angina pectoris | 34 | 42 |
| Rhythmusstörungen | 21 | 28 |
| sonstige (z.B. Hyperthyreose Tremor Glaukom Migräne) | 4 | 5 |

Tabelle 8. Zahl der Patienten mit unerwünschten Wirkungen

| | n | weibl. | männl. |
|---|---|---|---|
| Propranolol | 50(11,5%) | 30(15%) | 20(8,5%) |
| Pindolol | 5(6,4%) | 1(2,9%) | 4(9%) |

Tabelle 9. Art der unerwünschten Wirkungen

| | Zahl der Patienten (% der Behandelten) | | | |
|---|---|---|---|---|
| | Propranolol | Pindolol | Timololstudie | |
| Bradykardie | 20(4,6) | 2(2,6) | 5,0% | |
| Hypotension | 11(2,5) | 1(1,3) | 3,1% | |
| Herzinsuffizienz | 6(1,4) | 0 | 9,4% | |
| AV-Block | 4(0,9) | 0 | 0,4% | (SA-Block 0,6%) |
| Bronchospasmus | 3(0,7) | 2(2,6) | 1,9% | |
| Benommenheit | 3(0,7) | 1(1,3) | 5,6% | |
| Schwäche u. Müdigkeit | 3(0,7) | 0 | 4,8% | |
| Magen-Darm-Störungen | 3(0,7) | 0 | 7,5% | |
| Angina pectoris | 1(0,23) | 0 | 0 | |
| Kältegefühl in der Haut | 1(0,23) | 0 | 7,7% | |
| Raynaud-Syndrom | 1(0,23) | 0 | 0,6% | |

Die Indikationen für Pindolol waren Angina pectoris 42%, Arrhythmie 28%, Hypertension 24%, sonstige 5%. Unter den Behandelten befanden sich deutlich mehr Männer als Frauen, was vorwiegend auf die Indikation Angina pectoris zurückgeht, die bekanntlich bei Männern wesentlich häufiger vorkommt als bei Frauen.

Auf Propranolol reagierten 50 Patienten = 11,5% der Behandelten mit einer unerwünschten Wirkung. 30 von ihnen waren Frauen und 20 Männer. Somit war die Nebenwirkungsrate bei den Frauen mit 15% erheblich größer als bei den Männern mit 8,6% (Tabelle 8).

Die Nebenwirkungsrate betrug bei Pindolol nur 6,4%, war also niedriger als bei Propranolol. Wegen der relativ kleinen Zahl der Patienten lassen sich daraus jedoch keine weiterreichenden Schlüsse ziehen.

In Tabelle 9 sind die Nebenwirkungen und die Häufigkeiten einzeln aufgeführt. Am häufigsten wurden unerwünschte Wirkungen am Herzen beobachtet, angeführt von der Sinusbradykardie, gefolgt von starkem Blutdruckabfall. Wesentlich seltener als in der Timololstudie traten Herzinsuffizienz und AV-Block auf. Bronchospasmus kam bei einem von 145 Patienten vor. Bei einem Patienten wurde durch Propranolol ein Angina-pectoris-Anfall ausgelöst, der wahrscheinlich auf einen Koronarspasmus zurückzuführen war.

Der Vergleich mit den Nebenwirkungsraten in der Timololstudie ist selbstverständlich nur mit großem Vorbehalt möglich, weil die Methoden der Erhebung sehr stark voneinander abweichen. Unverkennbar ist jedoch das deutlich häufigere Auftreten von Herzinsuffizienz mit 9,4% in Oslo im Vergleich zu 1,4% in Berlin. Der wichtigste Grund dafür liegt in der Tatsache, daß es sich bei den Patienten in der Timololstudie ausschließlich um solche mit kürzlich durchgemachtem Myokardinfarkt handelte. Bei den anderen Nebenwirkungen am Herzen besteht eine überraschend gute Übereinstimmung zwischen den beiden Studien.

Demgegenüber wurden die weiteren unerwünschten Wirkungen an anderen Organen durchgehend in der Timololstudie wesentlich häufiger registriert. Dafür müssen die starken methodischen Unterschiede verantwortlich gemacht werden, die sich wohl besonders bei Symptomen auswirken, die gewöhnlich weniger beachtet werden, weil sie von spontan auftretenden Erscheinungen nur schwer abzugrenzen sind. Das mag den Ärzten in Oslo besser gelungen sein, weil sie sich lediglich auf die Nebenwirkungen von Timolol konzentriert hatten, während Propranolol bei unserer Erhebung nur eines unter ca. 850 Arzneimitteln darstellt.

Gerade für die Praxis ist es wichtig zu wissen, wann mit unerwünschten Wirkungen zu rechnen ist. Beim Propranolol treten sie sehr rasch nach Einleitung der Therapie auf. Am ersten Tag ist eine ganz deutliche Häufung zu sehen, die bereits 4o% umfaßt (Tabelle 10).

Demnach erscheint es empfehlenswert, die Patienten schon nach 3 oder 4 Tagen wieder einzubestellen, dann nach 10 Tagen, und schließlich nach 3 Wochen.

Nun ist dieses Bild nicht ganz reell, denn die Liegezeit im Krankenhaus reicht nicht aus, um den weiteren Verlauf zu beobachten. Es wäre ein Trugschluß anzunehmen, daß späterhin kein Risiko mehr besteht.

Wir haben auch bei solchen Patienten schwerstes akutes Lungenödem gesehen, diePropranolol oder Pindolol bereits mehrere Monate oder Jahre eingenommen hatten.

In Tabelle 11 sind als Beleg für diese Feststellung die 5 Patienten aufgeführt, die durch die Anwendung von β-Blockern in eine so bedrohliche Situation gekommen waren, daß sie stationär aufgenommen werden mußten.

Drei dieser Patienten hatten ein akutes Lungenödem, einer eine schwere Herzinsuffizienz ohne Lungenödem und eine 87jährige Frau litt unter extremer Bradykardie, die wiederholt zu Synkopen geführt hatte. Bei den eingenommenen Präparaten handelte es sich dreimal um Propranolol, und zweimal um Pindolol. Die Indikation war bei 3 Patienten Angina pectoris, bei der 87jährigen Frau lag eine Hyperthyreose vor, die seit mehr als 6 Jahren mit Dociton und Favistan behandelt worden war. Bei der 5. jüngeren Patientin lautete die Indikation "Herzschmerzen". Zeichen der Ischämie ließen sich bei ihr nicht nachweisen.

Tabelle 10. Behandlungstage und Zahl der Patienten mit Propranolol bis zum Auftreten von Nebenwirkungen

| Tage | Patientenzahl |
|---|---|
| 1 | 20 |
| 2 | 5 |
| 3 | 6 |
| 4 | 3 |
| 5-10 | 10 |
| 11-21 | 3 |

Tabelle 11. Krankenhausaufnahme wegen unerwünschter Wirkungen von adrenergen β-Rezeptorenblockern

| Alter | Geschlecht | Diagnose | β-Blocker | Indikation | Behandlungsdauer |
|---|---|---|---|---|---|
| 49 | F | akutes Lungenödem | Pindolol | "Herzschmerzen" | 3-12 Monate |
| 76 | F | akutes Lungenödem | Propranolol | Angina pectoris | 3-12 Monate |
| 78 | M | akutes Lungenödem | Pindolol | Angina pectoris | <3 Monate |
| 73 | F | Stauungs-Herzinsuff. | Propranolol | Angina pectoris | 3-12 Monate |
| 87 | F | Sinusbradykardie u. Synkopen | Propranolol | Hyperthyreose | <6 Jahre |

Die Behandlungsdauer betrug bei 3 Patientinnen 3-12 Monate. Bei dem einzigen Mann in dieser Gruppe war die Behandlung erst kurz vorher begonnen worden, und die 87jährige Frau hatte wie gesagt seit mehr als 6 Jahren ununterbrochen Propranolol eingenommen. Dieser letzte Fall zeigt, daß das Propranolol vermutlich deshalb zu der ungünstigen Entwicklung geführt hatte, weil im Laufe der vielen Jahre bei dieser alten Frau eine Schädigung des Sinusknotens eingetreten war.

Kehren wir zurück zu den unerwünschten Erscheinungen, die während der stationären Behandlung aufgetreten waren und fragen nach dem Krankheitswert der unerwünschten Wirkungen. Darüber geben die Bewertungen durch den behandelnden Arzt Auskunft. 10% der Erscheinungen waren lebensbedrohlich, d.h. die Patienten wären ohne ärztliche Hilfe vermutlich gestorben. Bei 64% mußte das Propranolol sofort abgesetzt werden, und bei 4% erforderte die Nebenwirkung einen zusätzlichen Krankenhausaufenthalt von mehreren Tagen (Tabelle 12).

Die Graduierung der ärztlichen Bewertung in 3 Kategorien ergab, daß 16% schwerwiegend waren, nur 12% geringfügig, und ca. 72% als mittelschwer eingestuft wurden.

Tabelle 12. Schweregrad der Nebenwirkungen von Propranolol aufgrund der Bewertung des behandelnden Arztes

| | |
|---|---|
| Schwerwiegend | 16% |
| Mittelschwer | 72% |
| Geringfügig | 12% |
| Krankenhausaufenthalt verlängert | 4% |
| Absetzen erforderlich | 64% |
| Lebensbedrohlich | 10% |

Tabelle 13. Bewertung der therapeutischen Wirksamkeit von Propranolol durch den behandelnden Arzt

| | % Patienten | |
|---|---|---|
| | ohne | mit Nebenwirkungen |
| Gut | 78,0 | 54,0 |
| Unzureichend | 8,4 | 27,0 |
| Nicht zu entscheiden | 14,0 | 19,0 |

Tabelle 14. Verteilung der Indikationsgebiete bei Propranolol-Behandelten

| Indikation | Nebenwirkungen ohne n (%) | mit n (%) |
|---|---|---|
| Hypertension | 159(41) | 17(36) |
| Angina pectoris | 130(34) | 20(43) |
| Rhythmusstörungen | 85(22) | 5(11) |
| Sonstige | 12(3) | 5(11) |

Tabelle 15. % Verteilung der Patienten nach Einzeldosen von Propranolol (mg)

| | Nebenwirkungen ohne (n = 383) | mit (n = 50) |
|---|---|---|
| 20 mg | 32 | 28 |
| 40 mg | 57 | 54 |
| 80 mg | 10 | 14 |

Gleichzeitig ergab die Bewertung der therapeutischen Wirksamkeit durch den behandelnden Arzt, daß der Nutzen bei Patienten mit Nebenwirkungen geringer war als bei Patienten ohne Nebenwirkungen. Eine gute therapeutische Wirksamkeit trat bei 78% der Patienten auf, die keine Nebenwirkungen hatten, aber nur bei 54% derjenigen, die unter einer unerwünschten Wirkung zu leiden hatten (Tabelle 13).

Läßt sich erkennen, unter welchen Bedingungen das Nebenwirkungsrisiko besonders groß ist? Aus den Daten in den Tabellen 14-16 geht hervor, daß keine Abhängigkeit von der Indikation oder von der Dosierung vorliegt. Dagegen waren die Patienten mit Nebenwirkungen älter und hatten ein geringeres Gewicht als die Patienten, die Propranolol gut vertragen hatten. Das liegt daran, daß der Anteil der Frauen in der Gruppe

Tabelle 16. Patienten, die in der Klinik Propranolol erhielten

| | Nebenwirkungen | |
|---|---|---|
| | ohne | mit |
| Mittleres Alter (Jahre) | 57,0 | 62,2 |
| Mittleres Gewicht (kg) | 69,9 | 65,1 |
| % Frauen | 44 | 60 |

mit Nebenwirkungen relativ groß war, denn Frauen wiegen im Durchschnitt 10 kg weniger als Männer und erkranken an Angina pectoris ca. 10 Jahre später.

Aus diesen Daten ist zu schließen, daß die Häufigkeit von Nebenwirkungen weder von der Dosis noch von der Indikation abhängt. Vielmehr muß angenommen werden, daß die individuelle Disposition für das Auftreten von Nebenwirkungen ausschlaggebend ist. Frauen scheinen eine Blockade der β-Rezeptoren generell schlechter zu vertragen als Männer.

Somit ist festzuhalten, daß die unerwünschten Wirkungen von adrenergen β-Rezeptorenblockern meistens schon in den ersten Tagen bemerkbar sind, und daß die individuelle Disposition dazu bei Frauen häufiger vorkommt als bei Männern.

Zum Abschluß möchte ich noch einige Daten vorstellen (2) die bei adrenergen β-Rezeptorenblockern gewisse Diskrepanzen zwischen Praxis und Klinik erkennen lassen (Tabelle 17).

Hier ist verfolgt worden, in welchem Umfang eine draußen bereits eingeleitete Therapie mit Propranolol in der Klinik fortgeführt wurde, oder aus welchem Grunde sie abgesetzt worden ist.

Von den 6000 Patienten in der Studie gaben 210, also ca. 3% an, daß sie in den letzten 4 Wochen vor der Aufnahme ins Krankenhaus mit Propranolol behandelt worden waren. In der Klinik wurde diese Therapie nur bei 113 Patienten, d.h. bei 54%, fortgeführt. Das Verhältnis der Indikationen war etwa das gleiche wie wir es vorher schon gesehen haben.

Das Propranolol wurde bei 18% der Patienten abgesetzt, weil keine Indikation vorhanden war, bei 6% wegen einer Kontraindikation und bei 3% wegen Nebenwirkungen. Auf die 19%, bei denen eine andere Behandlung vorgezogen wurde, will ich jetzt nicht eingehen.

Zum Nachdenken zwingt der große Anteil von Patienten, bei denen der Kliniker keine Indikation für die Anwendung von β-Rezeptorenblockern erkannt hat, obwohl ca. 50% dieser Patienten schon länger als 1 Jahr mit Propranolol behandelt worden waren.

Die gute Verträglichkeit und die zuverlässige Wirksamkeit der β-Rezeptorenblocker verführen dazu, die Indikationsgebiete zu erweitern. In dieser Phase befinden wir uns zur Zeit. Sollte das rechte Maß nicht gefunden werden, dann stehen uns noch einige Überraschungen bevor.

Tabelle 17. Zahl der Patienten, bei denen Propranolol im Krankenhaus beibehalten oder abgesetzt wurde. Beobachtungszeitraum: 1975-1980. 6000 Patienten interner Stationen, Klinikum Steglitz

| | | Propranolol seit ≤ 1 Jahr | > |
|---|---|---|---|
| Prästationär Propranolol ............... | 210(100%) | | |
| Stationär weiter Propranolol ........... (Hypertonie 48, Angina pect. 42, Tachyarrhythmie 23) | 113(54%) | | |
| Propranolol im Krankenhaus abgesetzt wegen: | | | |
| - Fehlender Indikation ................. | 38(18%) | 20 | 18 |
| - Kontraindikation ..................... (AV-Block 4; dekomp. Herzinsuff. 5; Bradykardie 1; chr.obstr.Lungenerkr.3) | 13(6,2%) | 6 | 6 |
| - Unerwünschter Wirkung ............... (Bradykardie 5; per.art.Durchbl.Stör.1) | 6(2,9%) | 2 | 4 |
| Umstellung auf andere Therapie: | | | |
| a) bei Hypertonie .................... (Diuretika 5; Antisympathotonika 12; andere β-Blocker 1) | 18(8,6%) | 10 | 8 |
| b) bei Angina pectoris ............... (org. Nitrate 12, Pindolol 1) | 13(6,2%) | 8 | 5 |
| c) bei Tachyarrhythmie ............... (Digoxin 4; Verapamil 3; Disopyramid 1; Practolol 1) | 9(4,3%) | 5 | 4 |
| | 97(46%) | 51 | 45 |

Auch diese scharfe und treffsichere Waffe kann unbeabsichtigte Wunden setzen. Durch unkritischen Einsatz könnte sie schnell in Mißkredit geraten. Bei einer rationellen Therapie darf das Risiko durch die Arzneimittel nicht größer sein als das Risiko durch die Krankheit. Eingriffe am Sympathikus sind Eingriffe in eine lebenswichtige Funktion, und diese dürfen nur beim Vorliegen einer angemessenen Indikation erfolgen.

## Literatur


1. The Norwegian Multicenter Study Group (1981) Timolol induced Reduction in mortality and reinfarction in patients surviring acut myocardial infarction. N Engl J Med 304:801
2. Kewitz H (1981) Unterschiede zwischen prästationärer und stationärer Arzneimittelbehandlung. Verh Deutsch Ges Inn Med 87:1167

# Sachverzeichnis

P. W. Lücker

**Angewandte klinische Pharmakologie**

Phase I-Prüfungen
Mit Beiträgen von W. Rindt, M. Eldon
1982. 19 Abbildungen. X, 148 Seiten
(Heidelberger Taschenbücher, Band 214)
DM 19,80. ISBN 3-540-11353-3

B. Lüderitz

**Therapie der Herzrhythmusstörungen**

Leitfaden für Klinik und Praxis
1981. 58 Abbildungen, 33 Tabellen. IX, 184 Seiten
Gebunden DM 32,–. ISBN 3-540-10335-X

**Nitrate III**

Kardiovaskuläre Wirkungen
Übersetzt aus dem Englischen
Herausgeber: H.-J. Engel, A. Schrey, P. R. Lichtlen
1982. 326 Abbildungen. XX, 660 Seiten
Gebunden DM 78,–. ISBN 3-540-11509-9

M. E. Pfisterer

**Nuklearmedizinische Herzdiagnostik**

Methodik, Diagnostik, Differentialdiagnose, Therapiekontrolle und Indikationen bei der koronaren Herzkrankheit
1982. 45 Abbildungen, 8 Tabellen. XIV, 150 Seiten
(Kliniktaschenbücher)
DM 29,80. ISBN 3-540-11427-0

J. Schmidt-Voigt

**Diagnostische Leitbilder bei koronarer Herzkrankheit**

1980. 66 farbige Abbildungen. X, 73 Seiten
Gebunden DM 34,–. ISBN 3-540-10122-5

**Vom Belastungs-EKG zur Koronarangiographie**

Von M. Kaltenbach, H. Roskamm, G. Kober, W. D. Bussmann, L. Samek, P. Stürzen-Hofecker, H.-J. Becker, J. Petersen
Unter Mitarbeit zahlreicher Fachwissenschaftler
1980. 318 Abbildungen, 29 Tabellen. XI, 357 Seiten
Gebunden DM 148,–. ISBN 3-540-09861-5

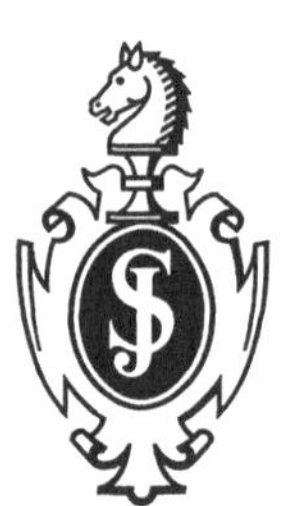

Springer-Verlag
Berlin
Heidelberg
New York